MALADIES DE L'ESTOMAC

ET

DES INTESTINS

Qui entrent pour les quatre cinquièmes dans nos affections morbides

PAR

Le Docteur J. BLANCHET

MÉDECIN-CONSULTANT A VICHY

Villa d'Alsace

ANGLE DU BOULEVARD NATIONAL ET DE LA RUE LUCAS

Membre titulaire de la Société d'Anthropologie de Paris
Membre correspondant de la Société médico-pratique de Paris
Membre de l'Association française pour l'avancement des Sciences
Couronné en Sorbonne pour son livre médical contre
l'abus du Tabac (*section de médecine*)
Autrefois Médecin à l'Hôpital militaire de Vincennes.

Ex alimento, robur;
Ex alimento, morbus.

C'est de l'aliment que dépendent
la santé et la maladie.

PRIX : 2 FRANCS

PARIS

ADRIEN DELAHAYE, LIBRAIRE-ÉDITEUR

MALADIES DE L'ESTOMAC

ET

DES INTESTINS

MALADIES DE L'ESTOMAC

ET

DES INTESTINS

Qui entrent pour les quatre cinquièmes dans nos affections morbides

PAR

Le Docteur J. BLANCHET

MÉDECIN-CONSULTANT A VICHY

ANGLE DU BOULEVARD NATIONAL ET DE LA RUE LUCAS

Membre titulaire de la Société d'Anthropologie de Paris
Membre correspondant de la Société médico-pratique de Paris
Membre de l'Association française pour l'avancement des Sciences
Couronné en Sorbonne pour son livre médical contre
l'abus du Tabac (*section de médecine*)
Autrefois Médecin à l'Hôpital militaire de Vincennes

Ex alimento, robur;
Ex alimento, morbus.
C'est de l'aliment que dépendent
la santé et la maladie.

PRIX : 2 FRANCS

PARIS

ADRIEN DELAHAYE, LIBRAIRE-ÉDITEUR

1881

INTRODUCTION

Les meilleurs livres sont ceux que chaque lecteur croit pouvoir faire : cette pensée m'a guidé dans toutes mes brochures ; dans toutes, je me suis efforcé d'exposer sans emphase, d'une manière simple, claire, concise, intelligible, les maladies traitées, guéries ou au moins soulagées, à Vichy et dans les stations analogues, au point de vue de l'analyse, possédant des eaux à base de bicarbonate de soude. C'est dans ce but que j'ai fait imprimer le traité sur le *Diabète sucré* ; *le Cri d'Alarme*, ouvrage médical contre l'abus du tabac ; *les Maladies du Foie.* Aujourd'hui, au buveur d'eau alcaline, je présente *les Maladies de l'Estomac, les Maladies de l'Intestin.* Viendront, un peu plus tard, *les Maladies des Voies urinaires, de la Rate, la Goutte, les Coliques Néphrétiques, le Rhumatisme.*

Parmi les infirmités auxquelles l'humanité est sujette, les plus fréquentes sont bien certainement celles de l'Estomac et celles des Intestins : la proportion en est des quatre cinquièmes, suivant le Dr Chomel et suivant mes propres observations.

Nous ne savons pas *bien vivre*, régler la distribution, le nombre, l'heure de nos repas ; nous ne savons pas choisir les aliments les plus digestibles, les mieux appropriés à notre tempérament, à notre âge, à nos occupations. Cependant l'estomac affectionne la variété dans la régularité, il aime absolument l'harmonie. Pour obvier à cet inconvénient grave, au point de vue de la santé, j'ai pris à tâche, ici, non-seulement d'expliquer la marche, la digestion, l'absorbtion du bol alimentaire dans tout le tube digestif, mais encore d'énumérer les matières nutritives dont il doit être composé ; car comment le malade peut-il reconnaître et distinguer seul, par ses propres lumières, l'aliment préférable ? Chacun a son estomac à lui, comme sa manière d'être. Le meilleur aliment est celui que l'on supporte le mieux ; tous les jours on voit des dyspeptiques digérer avec la plus grande facilité les pâtisseries, le homard, le melon, la charcuterie, etc., alors que le lait, les œufs frais et les viandes grillées suscitent, de la part de leur estomac, des révoltes continuelles. Mais il faut se garder de falsifier l'énoncé de cette loi de la nature en disant : On digère bien ce que l'on mange avec plaisir (quod sapit, nutrit). Cet axiôme, si commode, est la cause fréquente de bien des indispositions stomacales et intestinales.

Sans méconnaître, pour cela, les bizarres caprices de l'estomac, il faut bien dire que les aliments ont un ordre scientifique de digestibilité exactement déterminé par l'étude. Le Médecin, le Praticien qui en a l'expérience (*usus rerum*) doit conseiller la table du dyspeptique et du malade atteint dans l'intestin ; il doit leur indiquer l'ordre à suivre, le choix à faire des aliments.

Cette manière de voir m'a engagé à résumer sous forme de table, à la fin de chaque maladie de l'Estomac et des Intestins, *ce qu'il faut faire, ce qu'il faut éviter*. Ce résumé sera une précieuse ressource pour les malades tourmentés par la crainte continuelle de prendre des aliments indigestes. Par prévoyance, et pour rassurer ces timorés, j'ai groupé dans un chapitre spécial, intitulé *Aliments*, la série très-développée des mets utiles ou nuisibles à ces maladies.

L'énumération est placée, comme transition,

entre les deux parties de ce volume : Maladies de l'Estomac et Maladies des Intestins. Chaque malade, atteint de l'une ou de l'autre de ces affections, m'en saura gré, je l'espère, j'en suis certain.

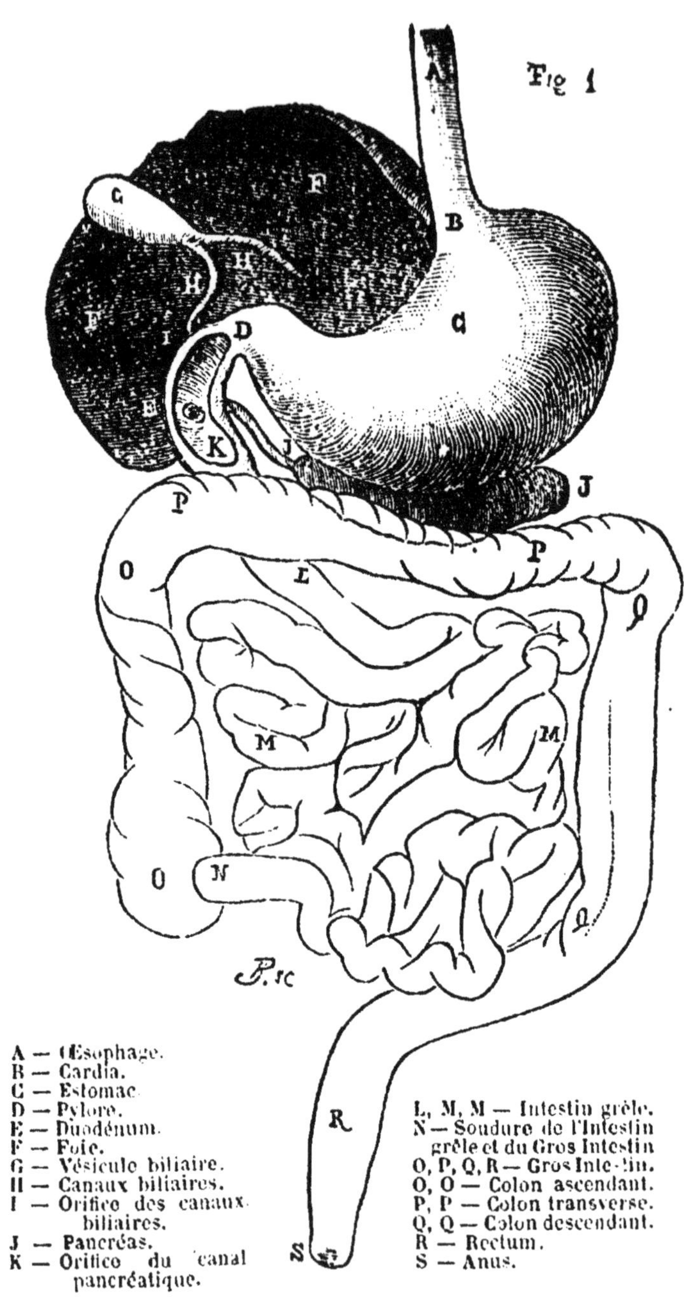

A — Œsophage.
B — Cardia.
C — Estomac.
D — Pylore.
E — Duodénum.
F — Foie.
G — Vésicule biliaire.
H — Canaux biliaires.
I — Orifice des canaux biliaires.
J — Pancréas.
K — Orifice du canal pancréatique.

L, M, M — Intestin grêle.
N — Soudure de l'Intestin grêle et du Gros Intestin.
O, P, Q, R — Gros Intestin.
O, O — Colon ascendant.
P, P — Colon transverse.
Q, Q — Colon descendant.
R — Rectum.
S — Anus.

Appareil digestif.

PREMIÈRE PARTIE

MALADIES DE L'ESTOMAC

ANATOMIE DE L'ESTOMAC

Ce titre *Anatomie* a quelque chose d'effrayant, mais j'emploierai si peu de mots terribles, que le dyspeptique, au lieu de m'en vouloir, me remerciera de lui faire comprendre la forme, la place, la structure de son ennemi intime : l'Estomac.

FORME ET SITUATION DE L'ESTOMAC

L'estomac, dont la forme a été heureusement comparée à celle d'une cornemuse, remplit presque entièrement l'hypochondre gauche et s'avance dans la région épigastrique, jusqu'aux limites de l'hypochondre droit. Fixé par les insertions de l'œsophage en haut (A) et du duodenum en bas (E), il est moins sujet aux déplacements que la plupart des autres viscères abdominaux ; cependant cet organe, dirigé en bas et à gauche, quoique abrité sous les fausses côtes, est sujet à déformation par l'usage des corsets trop serrés et par l'hypertrophie du foie ; de ce côté, comme je le dis dans mon livre sur les *maladies du foie,* il faut absolument en venir à la percution, à la mensuration ; car si le bord supérieur du foie, chez un adulte bien portant, est situé vers le 5ᵉ ou 4ᵉ espace intercostal, et le bord inférieur vers le 10ᵉ espace, chez un malade, ce bord peut descendre jusqu'au nombril, à l'ombilic et même plus bas (mensuration verticale). Alors l'estomac est refoulé par les intestins ; si, par la *mensuration transversale,* on trouve, au lieu de 27 à 32 centimètres (état normal du foie) 45 à 50 centimètres, il est certain que l'estomac sera comprimé, qu'il déviera ; s'il y a cancer, abcès du foie, la déviation sera bien plus sérieuse. Il faut donc, de toute nécessité, que le foie soit examiné sérieusement, quand on voudra se rendre un compte exact et de la position et de la forme de l'estomac, ce qui joue un grand rôle dans les différentes maladies de cet organe.

Indépendamment des remarques précédentes, on doit surtout noter les variations considérables que l'estomac subit, avant et après le repas; à jeun, il est plus que mou, plissé comme une gourde vide; après le repas, il est gonflé, plus gros, plus palpable, et il occupe une grande place dans l'hypocondre gauche.

Ces changements ne portent, en aucune façon, sur la petite courbure que maintiennent, à ses deux extrémités, l'œsophage (A) et le cardia (B) et le duodenum (E). En se gonflant, il exécute une sorte de torsion sur ses deux insertions cardiaque (B) et pylorique (D), ce qui lui permet de pouvoir augmenter de volume et revenir ensuite facilement sur lui-même. L'extrémité pylorique (D) ne

quitte point, en général, la région épigastrique et se dirige ordinairement,
par ses limites extrêmes, du côté de
l'hypochondre droit, vers le foie.

STRUCTURE DE L'ESTOMAC

L'estomac a quatre tuniques : une
séreuse, une musculeuse, une fibreuse
et une muqueuse.

Nous parlerons souvent, dans les
maladies de l'estomac, de la tunique
musculeuse et de la muqueuse.

Il est peu important, je crois, pour le
malade, de connaître d'une manière

détaillée ces structures diverses et leurs fonctions multiples.

Les vaisseaux sanguins forment, au niveau des deux courbures, la grande et la petite, un cercle artériel complet, duquel partent des rameaux qui .couvrent les faces antérieures et postérieures.

Les veines se rendent dans la veine Porte.

Les nerfs viennent du pneumogastrique et du grand sympathique dont nous aurons à parler.

Descente du bol alimentaire mélangé à la salive, au suc gastrique, à la bile, au suc pancréatique, jusqu'au commencement des intestins

Connaissant d'une manière succinte, mais suffisante pour notre but, la forme, les positions variées, la structure de l'estomac, voyons maintenant, en quelques mots, comment s'opère la descente des aliments broyés par les dents, et imprégnées de salive.

Le bol alimentaire descend, par un canal membraneux, œsophage (A) dans l'estomac (C), après avoir traversé le gosier; quand ce bol alimentaire est digéré, tranformé en *chyme*, le pyloro

(D) s'ouvre pour laisser passer ce *chyme*
dans le duodenum (E) découvert dans
la planche pour indiquer, dans son intérieur, les orifices (I) et (K) des canaux
du foie et du pancréas ; près de ce
duodenum se trouvent, en effet, deux
glandes : 1° le foie (FF) fendu en deux
parties pour montrer la vésicule et les
canaux biliaires où se sécrète la bile
amassée en réserve dans la vésicule du
fiel (G) ; de là, la bile s'écoule, au moment des repas, par le canal biliaire (II)
dans le duodenum (E) pour se mêler
au *chyme* ; 2° le pancréas (J) qui lui aussi
sécrète un produit particulier, le suc
pancréatique se déversant par un canal
(K) dans le duodenum (E) pour se mêler
également au *chyme*.

Ce *chyme*, imprégné de bile et de suc
pancréatique, pénètre dans l'intestin
grêle ou petit intestin (L.M.M.N.) et alors

se transforme en *chyle*, liquide nourricier, qui, n'ayant pas été absorbé par les glandes salivaires, le suc gastrique de l'estomac, le sera par les vaisseaux chylifères des intestins et se mélangera au sang.

Pour la suite de l'évolution du bol alimentaire, voir les chapitres sur l'intestin.

Actions chimiques de la salive, du suc gastrique, du suc pancréatique, de la bile, sur le bol alimentaire

Les actions chimiques, qui s'accomplissent dans le tube digestif, ont pour but final l'absorption des substances alimentaires ; leur résultat est la dissolution de ces substances. Si elles sont insolubles, les sucs digestifs les transforment en produits solubles ; alors elles peuvent traverser les membranes de l'intestin et entrer dans le cercle fermé de la circulation du sang qu'elles composent et régénèrent. Les organes digestifs ne valent que par leur sécrétion, et celle-ci ne doit son pouvoir qu'aux ferments digestifs destinés à transformer les quatre grandes classes d'aliments, les matières albuminoïdes, les graisses, les fécules, les sucres. A chacun sa tâche, mais en somme il n'y a pas qu'une seule digestion, celle qui se passe dans l'estomac; il faut absolument, en outre, admettre une digestion salivaire, une digestion pancréatique, biliaire, intestinale ; par conséquent, autant de dyspepsies que d'opérations chimiques défectueuses.

Action de la Salive

La salive est le produit de très-nombreuses glandes qui garnissent et humectent toutes les parties de la bouche. Son excrétion est augmentée par le mouvement des mâchoires pendant la mastication ; il est donc nécessaire de bien mastiquer, de faire fonctionner fortement les mâchoires en mangeant. Dans l'intervalle des repas, la salive est moins abondante ; si elle était inutile, il n'y aurait pas à s'en occuper ici, mais elle agit comme dissolvant, par le ferment appelé ptyoline, surtout sur les aliments féculents ; elle les transforme en dextrine, en glycose ; c'est le com-

mencement *de la digestion,* c'est-à-dire
de la nutrition; honneur à ce premier
ouvrier de l'être humain !

La salive non utilisée sur les aliments
présentés à la bouche, puis ingurgités,
passe avec eux dans l'estomac.

Action du Suc Gastrique
Durée de la Digestion Stomacale

Le suc gastrique continue l'action
de la salive et y supplée ; ce liquide
n'afflue dans l'estomac que lorsque ce
viscère est rempli par les matériaux
bons ou mauvais à la digestion. A l'état
vide, il ne fait qu'humecter la muqueuse
de l'organe. Comme la salive, ce suc est

sécrété par une multitude de glandes qui tapissent la membrane interne de l'estomac (500 grammes à l'heure). Son rôle est d'attaquer les substances albuminoïdes par sa pepsine acidifiée, de les dissoudre, de les dissocier et de les métamorphoser en une substance appelée *peptone* qui seule se prête à l'absorption, à l'assimilation. A la suite du travail qu'il accomplit, on trouve, dans l'intérieur de la poche stomacale, une pâte ou bouillie nommée *chyme*, produit de tout ce qui a été modifié par la salive et ensuite par le suc gastrique.

La durée de la digestion stomacale dépend des substances ingérées; les boissons disparaissent vite, on le voit par le besoin d'uriner. La bière, par exemple, à peine bue, est rejetée; l'absorbtion des boissons ne réclame pas l'action du suc gastrique.

Les aliments exigent d'autres travaux économiques : les *indigestes*, comme les graisses, le beurre, l'huile, les amandes, les noisettes, les olives, ne passent que très-lentement, et on les retrouve souvent, s'ils sont pris en trop grande quantité, dans les résidus ; les *digestibles*, comme les viandes bouillies et frites, de veau, de bœuf, de mouton, sont absorbées en 4 heures ; rôties, ces mêmes viandes demandent 5 heures 1/2 ; les volailles noires, 3 heures 1/2 ; les volailles blanches, 3 heures ; les poissons, 2 heures 1/2.

Les féculents, pain, pâtisseries, fécules cuites, pommes de terre, traversent l'estomac et ne sont digérées, en grande partie, que dans l'intestin.

En moyenne, la digestion est de 3 à 4 heures, quand la quantité de nourriture est modérée ; si le repas a été trop abondant, la durée est double et demande de 6 à 8 heures chez les gens de vie sédentaire ; alors il y a lourdeur, pesanteur, nausées, régurgitations ; un exercice modéré peut obvier à cette digestion mauvaise.

Le travail dans l'estomac s'accomplit plus vite pendant la veille que pendant le sommeil. Une température basse excite l'appétit, une température haute le diminue. Chacun sait que la joie, la peur, les émotions de tout genre coupent cet appétit et paralysent la digestion.

Action du Suc Pancréatique

Le pancréas (JJ) de forme bosselée, un peu recourbée, peu connu d'un très-grand nombre de malades (voir la figure anatomique) est une glande analogue, pour sa structure, aux glandes salivaires. Son suc est versé dans la seconde portion du duodenum (E) par deux canaux distincts (K) ; le premier, le supérieur, est commun avec celui du canal cholédoque (voir la figure représentée sur mon livre intitulé : Maladies du Foie) ; là, le suc pancréatique est mélangé à la bile ; par le second orifice (trois centimètres au-dessus du précédent), le suc s'écoule en état de pureté dans l'intestin (E).

Le suc pancréatique de la digestion est incolore, filant, analogue à du sirop ; c'est lui qui émultionne les corps gras non missibles à l'eau, à la salive, au suc gastrique ; il les divise en particules tellement fines, qu'ils peuvent être absorbés et entrer dans la circulation du sang. Il est aidé par la bile dont nous allons parler, par le suc intestinal dont nous parlerons plus tard, mais à lui l'énergie, la vraie activité. Il a un triple pouvoir : comme l'estomac et l'intestin, il digère les albuminoïdes ; mais dans un milieu alcalin, comme la bile, il transforme les graisses et, de même que la salive, il agit sur les matières féculentes. Le pancréas est là pour achever l'œuvre des autres organes : c'est une succursale à tous.

Action de la Bile

Ce liquide brun, verdâtre, de saveur amère, s'écoule par le canal cholédoque dans la 2ᵉ portion du duodenum (E), il est excrémentitiel comme l'urine et la sueur ;

évacué par le rectum, les excréments en sont colorés en brun jaunâtre ; voici en quoi consiste son rôle digestif :

Il est versé dans le duodenum (E) goutte à goutte, d'une manière continue ; une partie remonte dans la vésicule biliaire (G) et la remplit ; au moment où l'estomac étant plein, les phénomènes de la digestion s'accomplissent avec toute leur activité, la vésicule biliaire se vide dans l'intestin, et son contenu se mélange aux corps gras alors aidé par le suc pancréatique ; la bile émultionne les aliments échappés à l'action de la salive, du suc gastrique et leur aide à pénétrer dans les vaisseaux chylifères et de là dans le sang ; elle facilite leur pénétration à travers les villosités de l'intestin.

Ainsi, comme je l'ai déjà dit, les organes digestifs ne valent que par leur sécrétion, et celle-ci ne doit son pouvoir qu'aux ferments digestifs destinés à transformer les quatre grandes classes d'aliments, les matières albuminoïdes, les graisses, les fécules, les sucres.

Il existe, entre les divers membres de la corporation digestive, une véritable solidarité, qui, loin de se démentir dans les circonstances graves, assure, au contraire, alors plus que jamais, l'intégrité de la grande fonction de nutrition.

Fonctions de Nutrition

Le bol alimentaire, après avoir été assujetti aux actions chimiques, dont je viens de parler, doit être digéré ; c'est de ce phénomène que je vais m'occuper. Il est toujours convenu qu'on doit ajouter à l'action générale, le rôle du suc intestinal que j'ai renvoyé au traité sur les Maladies des Intestins.

Digestion

La digestion, premier temps de la nutrition, préside à la transformation des aliments et des boissons, en un liquide nourricier, le *chyle*, qui se mêle au sang et devient sang lui même. Ce suc nourricier, ce *chyle*, possède tous les matériaux indispensables au développement du corps, à la restauration de ses forces, à la réparation de ses pertes, de ses dépenses; il entretient la chaleur uniforme dont il a besoin ; c'est le ruisseau, la rivière aboutissant, si je puis dire ainsi, au fleuve de la circulation.

Tout ce qui n'est pas transformé, utilisé pour l'être humain, ou éliminé, soit par les sécrétions, soit par les exhalations, est expulsé en scories, en matières fécales, en résidus ; le tube digestif alors, en présentant aux aliments toute l'étendue de ses parois, n'a pu les absorber comme principes nutritifs, réparateurs digestifs, et les a expulsés ; telle agit une machine à vapeur, elle rejette les matières inutiles à son fonctionnement, à sa locomotion. Les aliments doivent être d'abord de bonne qualité, afin d'être ensuite liquéfiés, émultionnés facilement pour être transformés en liquide, en *chyme*, en *chyle* et finalement en sang.

La salive, le suc gastrique, la bile, le

suc pancréatique sont là pour les transformer. La plante a ses racines en terre,
elle a ses feuilles au soleil pour prendre
à l'air le carbone et y puiser les éléments de sa vie ; à l'homme, plus intel-
ligent que les végétaux, de recueillir ce
qui, parmi ses aliments, est meilleur,
plus digestif, plus approprié à ses besoins ; à lui de consulter ses organes
digestifs qui ne sont que des ouvriers
plus ou moins intelligents, transfor-
mant, façonnant la nourriture, matière
première de la nutrition ; ces ouvriers,
selon leur structure, leur organisme,
leur tempérament, ne travaillent pas
avec la même activité, la même conscience, la même bonne volonté.

Vous devez, malades, les seconder,
leur fournir des matériaux de première
qualité et alors vos organes, votre
corps et surtout votre estomac, cet ar-

chitecte du bâtiment humain, seront forts et vigoureux.

Je reviens aux matières premières dont je vous ai déjà parlé; si toutes les substances végétales et animales ne peuvent servir à notre nourriture, si elles ne contiennent pas le même fonds de principes nourriciers et réparateurs, l'édifice sera moins solide, il ne résistera pas à l'intempérie des saisons, c'est-à-dire à la vitalité de notre être si tour· menté; en un mot, il faut pour nos forces organiques, des matériaux, des subs- tances sur lesquelles l'action digestive ait de la prise; il faut des principes ré- parateurs, tels que le sang puisse les porter dans la profondeur de nos tissus et de nos organes.

Pour que l'arbre soit beau, pour que la plante soit vive, il est nécessaire que la terre soit grasse, surveillée, cultivée;

il en est ainsi du corps humain qui demande des soins incessants et surtout des aliments choisis.

Deux ou trois fois dans les vingt-quatre heures, la faim se fait sentir chez l'adulte ; pour apaiser la faim, le convalescent a encore plus besoin de réparation ; il faut reprendre ce que l'on a perdu et manger plus souvent ; la croissance, l'exercice ardent chez l'un, les pertes causées par une longue maladie chez l'autre, exigent une alimentation plus rapprochée, plus souvent répétée et d'une façon plus impérieuse. Dans le règne animal, dans le règne végétal, il en est de même ; l'animal actif, doué d'une circulation vive, dévore plus que le reptile ou la marmotte qui peuvent rester des mois entiers, l'hiver, sans nourriture, et plus que l'être en général qui a beaucoup souffert.

L'homme actif a besoin de substances animales et végétales, de viandes, de fruits, d'eau, de liqueurs alcooliques et aromatiques qui peuvent être digérés et servir à entretenir la vie. Le sel est indispensable (on l'a observé dans les siéges mémorables : à Metz, par exemple, les soldats mouraient souvent par la privation du sel). Partant, point de substances cornées, poils, ongles, écailles ; pas de parties ligneuses du végétal, pas d'enveloppes des graines ni de résines ; tout cela est retrouvé dans les déjections. Les herbivores qui n'ont ni cuisson, ni préparation culinaire, rejettent une grande quantité de leur alimentation ; on reconnait les parties non digérées à l'œil nu, dans leurs défécations où se trouvent nombre de grains à enveloppe résistante ; de là, la présomption que l'oiseau voyageur, mieux

que le vent, sème par ses matières fécales, fleurs et végétaux, dans les pays
lointains, dans les régions les plus diverses.

Avant d'aborder les maladies spéciales de l'Estomac et des Intestins que
je me propose de traiter, il est bon de
donner quelques conseils aux dyspeptiques :

Soins à prendre pour les dyspepsies et les maladies des intestins, avant, pendant et après le bain, les douches, les prises d'eau

Avant le bain, le dyspeptique doit
avoir grand soin de se vêtir chaudement,
surtout si le temps est froid et pluvieux;
les mêmes précautions doivent être prises au retour du bain. Si le corps est
en sueur, il faut attendre quelques
moments. C'est ordinairement le matin,
à jeun, que le malade va au bain; il est
alors plus libre pour le reste de sa
journée; cependant son voison, moins

matinal, peut y aller dans la soirée, alors ce ne sera que trois ou quatre heures après le repas.

La meilleure température de l'eau, dans la baignoire, est de 30 à 32° centigrades ; il ne faut pas dormir dans le bain. Les dames, pour préserver leurs cheveux, se couvriront la tête d'un bonnet ou d'une toile cirée. On peut boire dans le bain, mais il est défendu de manger, excepté un bouillon, si un moment de faiblesse survenait. La durée du bain doit être, en général, d'une heure ; à la sortie, la promenade est parfaite.

Je ne peux passer sous silence les douches si souvent ordonnées aujourd'hui dans les stations thermales. Le temps propice pour la douche sera, comme pour le bain, le matin ou l'après-midi, trois ou quatre heures après le repas achevé. Si le malade est constipé, son état demandera des douches ascendantes par l'anus qui consistent en un jet d'eau minérale simple, ou mélangé de subtances médicamenteuses ; c'est un lavement qui convient dans les cas d'inertie du gros intestin; le médecin, consulté, indiquera la composition du liquide à employer, suivant la nature de l'affection qu'il s'agit de combattre ; il parlera ensuite de la douche descendante, latérale, ascendante, en colonne, de la douche en pluie, de la douche écossaise, à l'extérieur.

La douche en colonne consiste en un *gros* jet d'eau que l'on dirige à volonté sur les diverses parties du corps; mais dans les maladies qui nous occupent spécialement, il est préférable d'employer la douche *en pluie*, à 12 ou 15°, sur la poitrine, l'estomac, l'abdomen; les intestins, les viscères abdominaux sont moins violemment frappés par la pluie; le choc est moins fort que dans la douche en colonne, le dyspeptique supporte mieux cette dernière forme d'emploi, car la partie antérieure du corps est plus susceptible, plus sensible, plus délicate que la partie postérieure, composée de muscles solides, durs et résistants. Si le patient ne peut, de prime abord, supporter l'eau froide en pluie et surtout en colonne, il serait bon de commencer par l'eau tiède pendant quelques secondes, puis d'essayer de nouveau l'eau froide et de continuer, en alternant, le chaud et le froid pendant quelques minutes; c'est la douche écossaise.

L'effet des douches est essentiellement tonique et stimulant. Souvent il y a, le lendemain, de la fatigue, une véritable courbature; mais bientôt le malade ressent de la tonicité, de la force, une résistance vitale. La douche froide ne doit pas durer plus d'une à deux minutes ; si on la prolonge, il n'y a plus réaction vitale et il faut employer les moyens artificiels : le massage, les frictions, les brosses de crin, de chiendent, de caoutchouc, de linges rudes ; si, après la douche donnée à 24 ou 26°, le corps n'éprouve plus ni saisissement, ni impression pénible, on peut la continuer pendant un laps de temps plus considérable, de 4 à 8 minutes ; on ressent alors une action sédative, calmante, tempérante, modératrice.

A la suite de la douche, la calorification devient plus active, l'appétit augmente, la digestion s'exécute plus librement, la nutrition devient plus parfaite, la santé reparait. Pendant la douche, il faudra se frictionner avec force toutes les parties du corps, on en ressent un soulagement marqué.

Si le sujet n'est pas très-fort, s'il est nerveux, vivement impressionnable, la douche sera réduite d'une minute ou deux à 30 ou 60 secondes ; ces règles, d'ailleurs, sont loin d'être absolues et le médecin les modifiera suivant les changements qu'il remarquera dans la santé du malade. Il est aujourd'hui reconnu, que les douches bien dirigées, bien administrées, conviennent dans tous les cas de dyspepsie.

A propos du mode d'administration de la douche, voici le chapitre que j'ai intitulé *Hydrothérapie, Eau froide*, dans mon livre sur le *Diabète sucré* (page 150). Ces indications sont excellentes; je ne puis, d'après mes observations, m'empêcher de les reproduire pour mener à bien les dyspeptiques.

Hydrothérapie, Eau froide

**Petit appareil facile à établir chez soi.
Drap mouillé.**

« L'hydrothérapie! Voilà un moyen de guérison, un tonique par excellence dont on a beaucoup usé dans une foule de maladies et en même temps beaucoup abusé. Je n'en parlerai qu'au point de vue dyspeptique.

« Le malheureux atteint de dyspepsie, faible, sans forces, sans vigueur, avec des muscles rebelles, une disposition très-grande à l'inertie, à la nonchalance, doit naturellement être dirigé de ce

côté. C'est qu'en effet, on a, dans ce
moyen, une précieuse ressource. Mais
que de ménagements il faut prendre !
Le dyspeptique, de sa nature, est frileux ;
ses poumons, ses muscles, qui ne travaillent pas, ont horreur du froid ; il ne
lui faut donc pas de refroidissements.
Avec des précautions, tout peut aller
pour le mieux. Ainsi pourquoi le lancer,
tout grelottant, sous la douche froide,
douche qui lui convient ? On ne doit
pas agir au moment où il est en sueur ;
au moment où il vient de se livrer à un
exercice un peu forcé. Dans ce cas, il y
a tout à craindre ; choisissez de préférence l'instant où il n'est qu'un peu excité ; alors une minute ou deux de pluie
ou de jet d'eau froide suffisent, et de suite
frictions réitérées, vives et longues ;
massage avec brosse de chiendent,
brosse en caoutchouc, avec linge rude,

jusqu'à réaction ; Il faut la réaction: une fois cette réaction obtenue, elle est continuée par une marche assez prolongée, un exercice un peu violent, car, chez le dyspeptique, ce résultat est souvent infidèle, lent et incomplet. Une vaste chemise de flanelle le recouvre de suite, au sortir de l'eau froide, et il ne doit la quitter que si la réaction, étant très-forte, il est chaud, sans frissons, sans tremblements ; jamais, au grand jamais, il ne doit rester mouillé, engourdi.

« Le doucheur doit être prudent, non brutal ; le jet sera lancé, à partir des pieds, en remontant le long des mollets, des cuisses et assez longtemps. Un jet d'emblée sur la poitrine, suffoque, étouffe ; il n'est pas possible de ressentir angoisses pareilles ; il semble que l'on va mourir ; pourquoi ne pas éviter cette impression horrible chez un malade si

impressionnable, si épouvanté du froid?
En commençant par le bas des extrémités inférieures, on est déjà familiarisé avec l'eau, lorsqu'elle arrive aux épaules. Je crois qu'on ne doit point toucher à la tête, à moins qu'elle ne soit parfaitement recouverte, préservée.

« J'ai suivi longtemps les établissements d'hydrothérapie, je m'en suis toujours bien trouvé, mais en observant les précautions précédentes, c'est-à-dire avec une minute ou deux d'eau froide et en commençant par les pieds; puis frictions, massage rapide, enfin marche précipitée; jamais la réaction ne m'a manqué. En rentrant de la douche et des exercices ordonnés, si un bon dîner est prêt, avec quel bonheur on le savoure! La viande ne vous répugne plus, tout fait plaisir.

« Ma satisfaction de ce système toni.

que, adjuvent précieux, a été si grande
que j'ai fait établir chez moi des douches froides, afin de n'en être jamais
privé. L'appareil est tout à fait en petit,
tel que tout dyspeptique peut l'établir
lui-même. On choisit la proximité d'un
puits, d'un étang, d'une pêcherie ; on
fait placer au plus haut de son habita-
tion un récipient en bois, contenant
trois ou quatre tonneaux de liquide,
recouvert en dedans de plaques de zinc,
puis un tube de même métal, plongeant
dans l'eau et aboutissant à la surface de
la caisse, la remplit ; un second tube
partant du bas de cette caisse et descendant dans la chambre de bains, lui
est adapté ; le tube caoutchouc qui en
sort, terminé par des canules au bec
plus ou moins effilé, plus ou moins
large, varie le jet à volonté ; aussitôt
que l'éprouvette, placée au sommet de

la caisse, vous laisse échapper quelques gouttes d'eau, ne pompez plus : le réservoir est plein, comble. Avec l'appareil que je viens de décrire, appareil peu compliqué, vous pouvez ne plus vous priver de douches et en donner librement à votre famille et à vos amis.

« Pour compléter, un tube horizontal partant de la partie inférieure du tube descendant et terminé par une pompe en arrosoir, peut vous donner la pluie ; vous n'avez qu'à tirer vous-même un fil métallique qui, attaché au ressort, ouvre ou ferme à volonté la colonne d'eau. Le doucheur de la maison, par exemple le valet, le fils, l'ami, est vite familiarisé avec son nouveau métier ; il dirige ses jets, plus ou moins forts, vers les endroits que vous lui indiquez. »

Si l'on ne veut pas monter le petit appareil que je viens d'indiquer, le drap mouillé suffira chez soi, dans sa chambre : ce drap, le matin, sera plongé dans un seau d'eau froide à 12 ou 15°, le malade sortira nu de son lit, se placera sur le parquet recouvert de linges, et un ami, un aide le lui jettera rapidement sur le corps et l'enveloppera ; malade et aide s'efforceront alors, pendant une minute, d'humecter toutes les parties antérieures et postérieures, puis l'aide retirera vivement le drap mouillé, essuiera, frictionnera avec des linges, secs et un peu chauds ; cette besogne nécessaire faite, le patient s'habillera et fera une bonne petite promenade.

Avis aux Dyspeptiques

pour bien prendre les Eaux de Vichy

Si quelques dyspeptiques se sont plaints du peu d'efficacité des eaux de Vichy, ce n'est souvent que parce qu'ils les avaient mal prises ; voici les conseils que je leur donne : Il faut venir à Vichy surtout au mois de juin, de juillet, d'août ; au commencement de mai et à la fin de septembre, si l'on veut suivre deux saisons, ce qui est utile et ordonné ; on fera alors la première apparition à Vichy premier mai, et la seconde fin de septembre, si le temps et propice ; cha- que station sera au moins de vingt-et-un jours. Que de remarques à faire sur ce temps si court ! Que de malades seraient partis guéris, s'ils avaient voulu attendre encore quelques semaines, quelque temps. Selon eux, les affaires passent avant la santé, on veut bien se guérir, mais on a une idée préconçue : Je ne resterai à Vichy que vingt ou vingt-et-un jours, se dit-on, et, une fois cette résolution prise, le Docteur ne peut plus rien ; heureux encore si le malade ne part pas avant ; quelques jours de traitement en moins lui semblent une chose insignifiante. Quelle erreur ! souvent ces quelques jours manquent à l'achèvement de sa cure et compromettent le succès de son traitement.

Arrivé à Vichy, le dyspeptique ira consulter son Médecin, lui racontera, en détail, sa vie passée, et lui demandera les éléments essentiels du traite-

ment thermal. Le Docteur lui recom-
mandera de se coucher de bonne heure,
afin de pouvoir se lever à temps le
matin, à six heures à peu près, pour
faire une petite promenade, prendre
son bain ou sa douche, et boire ses eaux
à intervalle convenu.

A dix heures, la cloche de l'hôtel
sonne : à table d'hôte, il cause un peu
de tout et fait connaissance des physio-
nomies sympathiques ; après le déjeuner, il a déjà une personne qu'il aimera,
qui le distraira, et les jours se suivront
gais, sans nuages, heureux. Ces quelques phrases ne sont point inutiles, car
il faut au malade les distractions de la
vie honnête et intelligente; c'est un des
éléments indispensables du traitement
thermal. Il faut éviter à tout prix les
discussions de *politique*, d'économie
sociale, de *religion*, etc., etc.

Après le déjeuner, on fait une promenade dans les parcs, au grand air, sur les charmantes collines environnantes, et non dans les cafés, pour respirer la fumée du tabac et prendre forcément des liqueurs toujours excitantes, contraires au régime ordonné ; on digère avec ses jambes autant qu'avec son estomac. Viendront ensuite les bains, les douches pour les retardataires et, pour tout le monde, les verres d'eau prescrits.

Après diner, afin de passer quelques heures agréables, on a le théâtre, le Casino, les concerts, les soirées récréatives, aimables de l'hôtel. La journée disparait ainsi sans fatigues, sans chagrins, sans ennuis, et on retrouve, avec plaisir, son lit à dix heures, onze heures au plus tard, pour recommencer la même vie le lendemain. La saison terminée,

chacun retourne chez soi, près des
siens, guéri ou au moins soulagé, avec
la confiance de voir la guérison se compléter un peu plus tard si on suit encore
un régime calme, modéré, sans fatigues
d'aucune sorte, si l'on ne reprend pas,
tout d'abord, sa vie première, cause de
la maladie.

Recommandations aux Dyspeptiques
buvant les Eaux de Vichy

Les eaux de Vichy doivent être con-
sidérées comme la médication minérale
la plus active et la plus sûre contre les
maux d'estomac et les maladies de

l'intestin ; cette supériorité est aujour-
d'hui constatée par les plus nombreux
et les plus authentiques témoignages.

Mais pour que cette eau produise sur
l'estomac, sur les intestins, les meilleurs
effets possibles, il faut d'abord choisir
la source la mieux appropriée à l'état
du malade, puis lui fixer les doses qu'il
devra prendre, surveiller les effets que
ces doses produisent, les corriger ou les
modifier, selon qu'il sera nécessaire.

Le malade a affaire, dans la station
thermale de Vichy, à un sérieux médicament et, comme médicament, l'eau
minérale doit être prescrite et prise par
quantités appropriées à la maladie et à
l'état particulier du patient.

La source une fois choisie, quelle
quantité faut-il prendre ? A quels intervalles ? La dose varie selon la température et la composition chimique de la

source, selon la nature et la forme de la maladie, d'après l'état général et la façon dont le malade supporte ces eaux. Il est donc très-difficile d'établir une règle fixe ; c'est pourquoi le malade demandera l'avis de son Docteur. En thèse générale, l'eau de Vichy doit être prise en proportion modérée ; à haute dose, elle fatigue l'estomac, irrite l'appareil urinaire, surexcite le système nerveux et occasionne souvent un mouvement fébrile, auquel on donne le nom de fièvre thermale.

Le Médecin seul peut guider et doit guider, car il existe certain cas et certains moments où il faut s'abstenir de prendre les eaux de Vichy. Ce sont les contre-indications, et qui peut les fournir si ce n'est le Médecin ? Boire l'eau de la source indiquée, en quantité plus considérable ou moindre que celle pres-

crite, c'est s'exposer à troubler la cure
régulière de la maladie, c'est empêcher
le Médecin traitant, de suivre, avec
fruit, l'action curative des eaux. Il faut
donc se conformer strictement aux indications données, pour le choix de la
source, pour les quantités et les heures
de boisson, pour la température et la
durée des bains et des douches.

Prenez l'eau minérale à jeun, avec un
intervalle d'une demi-heure environ
entre les doses, le dernier verre, à peu
près une heure avant le repas.

L'exercice à pied, après chaque dose,
sera très-utile et très-efficace, mais le
matin et le soir on aura le soin de se
préserver du froid et de l'humidité des
parcs, au moyen de vêtements chauds,
confortables, surtout si l'on veut pro-
longer la station assise, en plein air,
après le coucher du soleil.

Pendant les repas, en général, très-copieux , très-abondants de la table d'hôte, le malade dyspeptique ne cèdera pas complétement à son appétit; il ne fera usage d'aucun aliment reconnu de difficile digestion ; il s'abstiendra de boissons glacées et de glace à la crême au dessert ; comme je le dis bien des fois dans ce livre, on doit dominer, régler, commander, et non obéir à tous les caprices de l'estomac qui est exigeant, envieux de tout ce qui se présente.

Le malade sera très-consciencieux pour la quantité d'eau qu'il doit boire : le moment sera le matin, avant ou après le bain, la douche ; le tantôt, à trois heures et demie ou quatre heures. Il prendra deux ou trois verres le matin, puis autant dans l'après-midi ; les premiers jours, un verre le matin et un le soir suffiront ; on augmente progressivement jusqu'à la quantité supportable sans inconvénient ; il ne faut laisser perdre à l'eau ni son gaz, ni sa chaleur, le gaz étant surtout excellent pour l'estomac. Certains dyspeptiques se figurent guérir plus vite en buvant huit à dix verres d'eau dès leur arrivée ; c'est un tort, car c'est par de petits effets progressifs qu'on obtient les plus parfaites guérisons. L'imprudence occasionne des pesanteurs d'estomac, des douleurs générales, des fièvres inflammatoires, des maux de tête fréquents ; plusieurs de mes malades imprudents ont même souffert de vertiges.

Actions des Eaux de Vichy
sur l'estomac et sur les intestins

Les eaux de Vichy, quand elles s'adressent aux maladies auxquelles elles conviennent spécialement, les guérissent très-souvent, les soulagent toujours.

Les muqueuses de l'estomac, du tube digestif sont stimulées et activées par l'eau des sources en boisson et en bains; leurs fonctions sont modifiées ; refaites, rajeunies ; elles reçoivent un nouveau mouvement, une nouvelle vie, une excitation plus ou moins marquée, mais toujours excellente.

Vers le cinquième ou sixième jour de la cure, il survient, assez souvent, de la lassitude, un léger dégoût, un peu d'insomnie, parfois même quelque fréquence du pouls ; il n'est pas rare alors de voir les anciennes douleurs de l'estomac et de l'intestin se réveiller, comme celles des rhumatismes, des névralgies, etc., etc. ; la chronicité passe à un état momentanément aigu ; cette transformation est le plus souvent favorable à la guérison.

Le dyspeptique ne doit point s'inquiéter de ces recrudescences qui se dissipent ordinairement en peu de jours, même lorsqu'on continue l'usage des eaux.

L'eau alcaline de Vichy, mise en contact avec la peau par les bains, avec les tissus internes de l'estomac et du tube digestif par les boissons, les humecte, les imbibe, les pénètre comme une éponge, les traverse comme un filtre.

Elle agit comme émollient, comme anti-phlogistique, comme dissolvant et résolutif. C'est une sorte de tisane, de boisson mucilagineuse, un topique, un véritable cataplasme intérieur qui détend, calme et adoucit.

En circulant avec le sang, elle pénètre dans l'intérieur des tissus de tous les organes digestifs, les lave, les nettoie ; elle dissout et entraine les substances morbides qui s'y trouvaient renfermées. Les acides de l'estomac sont neutralisés chimiquement par le bicarbonate de soude et alors disparaissent la pyrosis, la pituite, les aigreurs, la gastrite, la gastralgie, les ulcères de l'estomac, les flatulences, l'embarras gastrique, l'indigestion, les dyspepsies, etc., etc.

En même temps, les urines sont plus aqueuses, moins acides, plus alcalines; la bile est plus limpide, moins vis-

queuse, plus abondante ; c'est que l'eau
de Vichy, mêlée à toutes les humeurs,
à toutes les sécrétions, les délaye et les
rend plus fluides. Comme l'économie
toute entière est imprégnée des principes de l'eau des sources, il en résulte
que non-seulement l'estomac et l'intestin reviennent à la vie, mais que les
concrétions, les petits graviers, sont
fondus, dilués ou expulsés.

Ce lavage, uni à la neutralisation chimique des acides qui se développent
dans l'économie en quantité surabon-
dante, diminue aussi les causes des
affections goutteuses, rhumatismales,
de la gravelle, des calculs urinaires ;
affections qui, souvent, peuvent accom-
pagner les maladies de l'estomac et des
intestins.

A la suite de cette espèce de lessive
du tube digestif, il faut réparer les per-

tes ; l'appétit se fait sentir ; une alimentation saine et variée satisfait à ce besoin, surtout si elle est adaptée aux prescriptions présentées en abrégé à la fin de chaque maladie de l'estomac et de l'intestin, et en détail dans le chapitre intitulé : *Aliments*.

Le malade tient beaucoup à savoir, d'une manière sûre, l'heure précise pour boire les eaux avec le plus de profit ; j'ai indiqué ces moments d'une façon détaillée dans les chapitres précédents. Il tient encore, avec infiniment de raison, à savoir les quantités qu'il faut absorber à chaque présence à la source. A ce sujet, je lui dirai que j'ordonne les eaux par verre, demi-verre, quart de verre, c'est-à-dire : soit un verre 250 grammes, un demi-verre 125 grammes, un quart de verre 62 grammes.

Les donneuses d'eau vendent des

verres gradués à l'infini, par grammes, presque par milligrammes ; c'est très-ingénieux, je dirai même un peu coquet. Mais, pendant qu'on songe à examiner ces divisions infinies, l'eau se refroidit, le gaz s'évapore; or, ces deux principes: chaleur et gaz, ne sont point à dédaigner dans une cure.

Nous avons parlé longuement de l'anatomie de l'estomac, des actions chimiques agissant sur le bol alimentaire, de la digestion de ce bol alimentaire, par la salive, le suc gastrique, le suc pancréatique, la bile, des fonctions de nutrition ; nous avons donné amplement des conseils aux dyspeptiques, nous pouvons maintenant diviser, classer les maladies de l'estomac, les dyspepsies.

Maladies de l'estomac, Dyspepsies

—

Division

Je ne m'occuperai ici que des maladies de l'estomac guérissables, traitées à Vichy avec succès complet ou avec grand avantage ; c'est-à-dire de la gastrite, de la gastralgie, de l'indigestion, des ulcérations simples de l'estomac, du cancer souvent confondu avec les ulcérations, de l'embarras gastrique, de la dyspepsie flatulente, de la pyrosis, de la pituite, de l'hypochondrie. Les noms de *Pica*, *Malacie*, *Boulimie* (faim de bœuf) seront souvent répétés, mais n'auront point de chapitre distinct.

Je laisserai encore, mais complétement de côté, l'hémorrhagie de l'estomac, le ramollissement blanc de l'estomac, le ramollissement gélatiniforme, la perforation de l'estomac, l'ampliation morbide de ce viscère, la gastrorrhée, etc.

Ces dernières maladies ne peuvent entrer dans le cadre que je me propose de suivre.

Définition

Le mot dyspepsie veut dire digestion difficile, pénible, douloureuse ; cette définition vague s'applique à toutes les espèces de maladies de l'estomac, surtout à celle dont nous parlerons dans ce livre ; c'est un nom générique.

Une des premières difficultés que présente l'étude des dyspepsies est celle d'une définition exacte. Comment en effet résumer, en quelques mots, la multitude des troubles de la digestion ?

Tous les organes concourent à l'acte complexe et multiple de la nutrition, le cerveau, lui-même, y est assujetti ; qui n'a remarqué les maux de tête, les migraines affreuses qui accompagnent les troubles de l'estomac ? Broussais, de célèbre mémoire, faisait remonter presque toutes les maladies à une gastrite ; Chomel affirme que les quatre-cinquièmes de ses malades étaient dyspeptiques, et je suis de son avis.

Le bon Lafontaine qui, certes, n'était pas médecin, a fort bien dit de l'estomac dans sa fable intitulée « les Membres et l'Estomac » :

S'il a quelque besoin, tout le corps s'en ressent.

Les anciens appelaient l'estomac : le Père de famille.

Le Dr Bau affirme que l'estomac est le fondement de l'animalité et que, selon qu'il fonctionne bien ou mal, les produits qu'il livre à l'organisme, réparent convenablement ses pertes ou ne le font qu'imparfaitement et que, dans ce dernier cas, toutes les fonctions souffrent et languissent.

Ces idées, un peu trop générales, s'expliquent pourtant si l'on songe qu'un vaste réseau nerveux, le *plexus gastrique*, situé en arrière de l'estomac, régit, à peu près, tous les organes et dès lors ressent, avec une extrême vivacité, les troubles divers de l'économie humaine. C'est pourquoi l'estomac est la partie de notre être qui souffre le plus de tous nos excès, de nos passions, de nos tourments, de nos peines. Il ressent le contre-coup de toutes nos maladies, c'est par lui que nous vivons; si les fonctions de cet organe sont trou·blées, la nutrition ne tardera pas à en souffrir ; l'homme qui digère mal est comparable à un arbre, qui, planté dans une terre maigre et stérile, végète, se dessèche et finit par périr.

Il en résulte que les causes du trou·ble des fonctions digestives étant innombrables, la définition des dyspep·sies, des maladies de l'estomac, est, comme je le disais au commencement de ce chapitre, vague et mal définie.

Causes

Le médecin ne pouvant donner une définition stricte, exacte, complète de la dyspepsie, est fort embarrassé pour préciser les causes des maladies multiples, variées à l'infini, de l'estomac. Voici cependant, en quelques mots, les accusées le plus souvent attaquées, le plus souvent traduites devant la justice, les tribunaux hygiéniques, médicaux. Ces accusations seront renouvelées souvent, répétées souvent :

Passions vives, peines de cœur, chagrins prolongés, émotions violentes, tribulations, déceptions, travaux intellectuels excessifs ; par contre, inoccupation, désœuvrement, vie solitaire, repas interrompus, ou pris à des heures irrégulières, excès de boissons alcooliques, abus du tabac, surtout à jeun, répugnance pour les aliments nutritifs, corsets étroits, tempérament nerveux, puberté, grossesse, âge critique, maladies antérieures ayant appauvri la

constitution, maladies des voies urinaires, des voies respiratoires, de l'u-
térus, de la peau, etc., etc.

Les aliments surtout sont des causes
efficientes qu'il est facile d'éviter; veiller
sur les caprices de son estomac, consulter
cet organe, lui demander conseil, lui
obéir en tout, cela est assujettissant, il
est vrai, mais lorsque la santé est en jeu,
que ne ferait-on pas?

Il faut éviter de trop manger surtout
des crudités, des préparations vinai-
grées ou sucrées, des gâteaux, des
friandises, des mets trop succulents,
trop épicés, trop stimulants. Point d'abus
de chocolat, de lait, de café, de thé, de
vins frelatés. La mastication forte,
longue doit être observée : car lorsque
la salivation est activée, doublée, tri-
plée, tout aliment dans la bouche
doit déjà être préparé, et arriver dans

l'estomac bien disposé ; le suc gastrique se sécrète, dans de justes proportions, et la digestion se fait dans des conditions absolument favorables.

Symptômes

La physionomie des maladies de l'estomac varie suivant la nature de l'affection organique ou fonctionnelle de l'organe ; nous décrirons ces variétés au fur et à mesure que chaque maladie se présentera.

Je ne parlerai cependant pas de la femme au moment de ses fonctions menstruelles, de la puberté, de la grossesse, de la ménopause ; il peut y avoir alors perversion du tube digestif, prédilection pour certains aliments étranges, exclus de l'alimentation ordinaire, des caprices, des bizarreries qui peuvent acquérir une grande intensité, comme vomissements opiniâtres, douleurs, tension de l'estomac, flatulence, chlorose, phénomènes nerveux, hystériformes ; la boulimie, le mérycisme (rumination). Je laisserai de côté l'enfant, si sujet à la dyspepsie, même dès sa naissance, le vieillard édenté qui ne peut plus mastiquer, les cuisiniers, les nourrices, l'homme sédentaire, le penseur surtout, car l'homme qui pense le plus est celui qui digère le plus mal, comme, toutes choses égales d'ailleurs, celui qui pense le moins est celui qui digère le mieux.

Gastrite

Sans prétendre, comme le docteur Broussais, homme d'un admirable talent, d'une merveilleuse intelligence, que la gastrite est à peu près le point de départ de toutes les autres maladies, on doit l'étudier d'une manière très-sérieuse, car le médecin la rencontre à chaque instant à la ville, à la campagne, dans les hôpitaux.

Définition

La gastrite est une irritation plus ou moins vive de la membrane muqueuse

de l'estomac, caractérisée par un sentiment de chaleur, de brûlure, d'élance-
ments, de cuisson, de constriction, dans
la région épigastrique.

Division

Les auteurs divisent la gastrite en
gastrite aigüe et en gastrite chronique ;
il ne s'agira ici que de la gastrite en
général, car la gastrite chronique n'est
que l'inflammation de l'estomac plus ou
moins persistante avec des symptômes
généralement moins violents que ceux
de la gastrite aigüe. C'est cette dernière que l'on rencontre le plus souvent
à Vichy.

Symptômes

La douleur est le symptôme essentiel ; elle a, comme siège, trois points de prédilection : le cardia (B), la grande courbure, le pyloro (D). Si l'inflammation siège au cardia (B), il y a, lors de la déglutition : éructations, ensation des brûlure, ardeur à la gorge ; si elle siège à la grande courbure, il n'y a point de douleurs pendant l'ingestion des aliments, mais une chaleur pénible, en demi-ceinture, limitée à la base de la poitrine, et du hoquet ; si elle siège au pyloro (D), et ce sont les cas les plus fréquents, elle n'est pas ressentie lorsque les aliments sont introduits dans l'estomac ; les accidents commencent vers la fin du travail digestif ; c'est alors un malaise dans l'hypochondre droit se propageant jusqu'à l'épaule ; ce sont des renvois de matières alimentaires, ressemblant à une rumination, des rejets d'aliments mal digérés.

Quel que soit le siège de la gastrite, la pression à l'épigastre est douloureuse ; la palpation de cette région fait connaître, parfois, la présence de points tuméfiés ; souvent le malade se plaint même du poids de ses couvertures sur l'estomac.

A la douleur, signe caractéristique, primordial, dont je viens de parler, il faut ajouter encore, au début, un malaise général de quelques jours, un peu de faiblesse, un peu de brisement des membres, une légère anorexie.

L'appétit diminue, mais il n'y a pas de dégoût prononcé pour les aliments ;

je parle du plus grand nombre des cas, car si le début est brusque, il peut y avoir nausées, vomissements de mucosités et de déjections bilieuses, provoquées par l'accumulation et la nature des matières arrivées dans l'estomac, par exemple, une trop grande quantité de mets épicés, de boissons alcooliques. Les médicaments de nature excitante peuvent produire cet effet.

La langue est un peu blanchâtre ou jaunâtre à son centre, le matin, mais non chargée; l'haleine n'est point fétide; point de fièvre, ou à peine quelques frissons légers, surtout le soir, et alors le pouls est un peu accéléré, ainsi que la respiration, la chaleur est plus marquée principalement dans la paume de la main.

La soif est assez prononcée chez quelques malades qui réclament impérieu-

sement des boissons acides ou acidulées.

Parfois il y a céphalalgie, insommie.

La constipation est réelle, souvent opiniâtre dans cette maladie.

La physionomie est celle que l'on remarque dans les accès de légères coliques.

La gastrite n'a point d'âge de prédi-lection, elle frappe surtout ses victimes, entre 20 et 65 ans.

Causes

La gastrite est due, le plus souvent, à des chagrins profonds, à des émotions morales vives, à des travaux intellec-tuels prolongés et assidus, à un régime d'ordinaire trop excitant, à des écarts accidentels de régime, à des excès de boissons alcooliques, à l'ingestion de boissons glacées, le corps étant en sueur, à des médicaments irritants, à des coups, à des violences extérieures sur la région épigastrique, à une vie sédentaire, à des travaux, par contre, excessifs, etc., etc.

TRAITEMENT

Ce qu'il faut faire

Le malade, atteint de gastrite, sera d'une sévérité extrême pour son régime. Les bouillons, les potages légers sont permis ainsi que le poisson et les gelées de viandes.

Les boissons seront toniques, mais peu excitantes ; le bon vin, mélangé en une assez grande proportion d'eau claire, sera le liquide favori.

Une promenade, douce, tranquille, modérée, est indispensable, car il faut absolument de la distraction, une gaité calme et paisible.

A Vichy, l'eau de l'Hôpital est préférable. On proscrira la fontaine des Célestins et toutes les sources froides.

Ce qu'il faut éviter

En première ligne, éviter les chagrins profonds, les émotions morales vives, les travaux intellectuels prolongés et assidus, les excès de plaisir, un régime trop excitant, trop épicé, les boissons

alcooliques, les viandes noires. Le café,
en grande quantité, est défendu, ainsi
que les rafraichissements glacés, surtout lorsque le corps est en sueur.

Gastralgie

Définition

La gastralgie consiste en un trouble
nerveux plus ou moins considérable de
l'estomac avec perturbation des digestions et ordinairement douleurs plus ou
moins vives. C'est une affection de longue durée.

Division

Comme dans la Gastrite, on pourrait diviser la Gastralgie en Gastralgie aiguë et chronique; mais là encore la Gastralgie chronique ne diffère de l'aiguë que par la durée, la vivacité, l'acuité plus ou moins grande des symptômes ; nous ne nous occuperons que de la Gastralgie en général.

Symptômes

La douleur, dont j'ai parlé dans l'article précédent *Grastrite*, est ici un précurseur, un avant-coureur de la maladie;

mais cette douleur n'est plus la même et ne siège pas aux mêmes endroits que dans la Gastrite ; ici elle a la forme de crises, elle arrache parfois des pleurs au plus courageux ; son siège est à l'épigastre et se propage dans le dos. Le malade éprouve des sensations variées de corps étrangers, de barres, de tortillements, de crampes, de pincements, de serrements d'un étau ; il lui faut souvent changer de place, prendre des postures bizarres, se coucher sur le ventre, en travers du lit ; c'est ce que l'on appelle coliques d'estomac. Cette douleur est spontanée ou consécutive à la pression de l'estomac : spontanée, elle est atroce et se montre surtout après le repas (10, 15, 20 minutes après) ; l'action de manger, loin de l'augmenter immédiatement, la calme quelquefois momentanément ; à jeun, il y a eu sensation de vide, délabrement. On voit, par ces quelques lignes de description, que la douleur gastralgique est beaucoup plus violente que celle de la Gastrite ; du reste, je donnerai plus loin un diagnostic différentiel plus bref, plus saisissable de la douleur ressentie dans ces deux maladies.

Il n'y a point de soif vive, point d'enduits sur la langue, point de vomissements bilieux à jeun, pas d'haleine fétide, pas de traces de fièvre. Chez les gastralgiques, on constate la digestion facile des aliments réputés les plus indigestes, et parfois l'impossibilité momentanée d'introduire les matières alibiles les plus légères à l'estomac. L'appétit est extrêmement variable, tantôt assez bon, tantôt nul ; cette variabilité ne se rencontre dans aucune autre maladie de l'estomac. Tel gastralgique mange du charbon, du plâtre, de la terre, des feuilles d'arbres ; tel autre ne peut digérer un œuf à la coque, une pomme de terre, un bon potage ; pendant la digestion, la pression du doigt exaspère la douleur sur la région épigastrique, l'application de la paume de la main la diminue, ainsi qu'un gros linge, une serviette chiffonnée appliquée lentement et progressivement.

La digestion finie, la douleur disparait ; il reste une sensation vague d'endolorissement et de fatigue. Parfois, il se forme des gaz et alors la région de l'estomac est plus ou moins gonflée ; elle donne naissance à des renvois inodores.

Il y a presque toujours, dans cette maladie, constipation opiniâtre, gonflements, flatuosités et même tension du ventre. Plusieurs malades entendent un bruit de *glouglou* produit par les gaz dans tout le tube digestif et se croient hydropiques; ils disent sentir la marche d'un reptile. En général, cette maladie est accompagnée d'une tristesse profonde, de découragement, d'hypochondrie, d'inaptitude aux travaux manuels et intellectuels. Face pâle, expression d'abattement, pieds froids, peau très-sensible aux changements atmosphériques, palpitations de cœur, phénomènes nerveux très-variables.

Causes

La Gastralgie a été surtout remarquée, pour l'âge, entre 15 et 56 ans. Quant au sexe, tous les auteurs ont reconnu qu'elle est plus fréquente chez les femmes que chez les hommes, ce qui est dû à la leucorrhée dont le sexe mâle est à peu près préservé. Une constitution débilitée, frêle, délicate, affaiblie soit par une longue maladie, soit par une nourriture insuffisante, est évidemment favorable au développement de l'affection qui nous occupe. Les femmes, en particulier, à flueurs blanches, à menstrues répétées et copieuses, perdant beaucoup de sang, deviennent chlorotiques; et plus le système nutritif, les organes végétatifs sont pauvres et languissants, plus le liquide sanguin est dépouillé de ses parties nutritives, plus il est privé de ses principes organisables et réparateurs, plus l'appareil musculaire est affaibli, plus aussi les phénomènes nerveux sont mobiles, exaltés et irréguliers ; le tempérament nerveux, qui a une influence considérable dans cette maladie, prend le dessus et domine. La preuve, c'est que plus le système sanguin et l'appareil musculaire ont de développement et d'activité, plus le système nerveux et les actes qui en émanent sont fixes, silencieux, réguliers, coordonnés. Les hommes à flux hémorroïdaux abondants, réglés, sont sujets à la gastralgie, par suite de leur perte de sang ; ils se rapprochent alors des causes qui affaiblissent la femme.

L'action des chagrins violents, des émotions morales longtemps prolongées, sont une cause sérieuse de Gastralgie. En songeant à l'influence que les émotions vives et pénibles exercent sur l'appétit et la digestion, même lorsqu'elles sont momentanées, on comprend facilement qu'elles puissent, à la longue, produire une névrose durable de l'estomac. Comment, en effet, toute

cause débilitant, plus ou moins lentement ou plus ou moins profondément,
notre organisme, ne produirait-elle pas
sur l'estomac ou plutôt sur le centre
épigastrique (ce *sensorium commune*
du sens vital) un effet désastreux ? Comment les nerfs, *plexus gastrique*, de l'estomac pourraient-ils rester impassibles?
Ce viscère estomac, dont les actes de-
vraient toujours s'accomplir, à l'insu
du moi, ressentira et réfléchira la souffrance générale, puisqu'il n'y a pas de
sensations anormales, douloureuses, de
phénomènes insolites, dont il ne soit le
siège.

En résumé, la Gastralgie rebelle est
produite par les débilitants, les chagrins violents et prolongés, la chlorose,
la leucorrhée qui font naitre l'hypochondrie. Les causes développées sous
l'influence de substances ingérées,

d'abus d'aliments acides, de crudités, de fruits verts, etc., etc., sont ordinairement passagères, quelque degré de violence qu'elles aient d'ailleurs.

TRAITEMENT

Ce qu'il faut faire

Il faut boire au puits Chomel, à la fontaine de l'Hôpital ; le beurre frais, la laitue cuite, la chicorée cuite, les fruits acidulés mélangés à un bon vin, au sucre, sont excellents ; la pêche, la cerise mûre, les poires, ainsi que le raisin frais, sont parfaits. Il faut choisir le pain bien cuit, pas trop chaud, pas trop frais. Faire usage de la crème fouettée, du fromage frais à la crême, du fromage de haut goût, fermenté, excitant. L'œuf bien apprêté est bon, surtout à la coque. Les bouillons gras, très-chauds ou froids, sont recherchés ; la soupe au pain, le vermicelle, les pâtes d'Italie, le tapioca sont bien digérés ; la viande, le filet de bœuf, le jeune poulet, le jeune pigeon viennent en première ligne dans la nourriture du Gastralgique.

Ce qu'il faut éviter

Ce sont les chagrins profonds, les émotions morales prolongées, les débilitants de toute nature, l'abus des aliments acides, des crudités, des fruits verts, les légumes, le beurre fermenté, les corps gras, l'huile, la choucroute.

La fontaine des Célestins doit être mise de côté, évitée comme trop stimulante, comme augmentant la vascularité de l'estomac, ses sécrétions, son irritabilité nerveuse, surtout si on la prend à jeun. On ne fera pas usage du vin de Bourgogne, du vin blanc, du Malaga, du Lunel, du Malvoisie, des liqueurs alcooliques. Le café sera pris en petites quantités. Le lait est mauvais dans cette maladie; la bière doit être rejetée absolument.

TABLEAU DIFFÉRENTIEL

De la Gastrite et de la Gastralgie

GASTRITE	GASTRALGIE
Douleur remarquable à la pression.	Douleur spontanée, surtout remarquable.
Appétit perdu ou très-notablement diminué.	Appétit en grande partie conservé.
Vomissement bilieux.	Vomissement des aliments, des boissons et des mucosités.
Mouvement frébile plus ou moins prononcé.	Pas de fièvre.

Indigestion

—

Définition

L'indigestion est la suspension des fonctions digestives chez un sujet qui, auparavant, digérait convenablement ; elle est très-fréquente et se produit dans les circonstances les plus variées. Je ne parle pas de la fausse digestion ; il n'est personne qui n'ait éprouvé cette sensation de gêne, de plénitude, de barre au niveau de l'estomac pendant un travail digestif troublé ; quelques baillements, quelques éructations, rappelant l'odeur des aliments ingurgités, forment le contingent de cette légère affection ; le malade se desserre, et tout est fini.

Il n'en est pas de même de l'indigestion *vraie*, sérieuse, complète, dont nous allons parler.

Causes

Les causes de l'indigestion *vraie*, sont très-nombreuses, très-variées ; il suffit des plus légères pour suspendre, entraver les fonctions normales ; parfois on ne sait à quoi attribuer cet arrêt ; cependant un âge avancé, la chute des dents et la gêne qui en résulte pour la mastication et partant pour la production de la salive si utile au premier travail digestif, sont les causes les plus générales. Ajoutons que l'état nerveux, les travaux intellectuels prolongés, l'af-

faiblissement prédisposent à cet accident morbide ; une émotion vive, la vue
ou le souvenir d'un objet dégoûtant, un
changement brusque de température, le
séjour dans un lieu trop chauffé sont
encore des causes.

Trop de matières ingérées dans l'estomac, aliments ou boissons, forment
la première, la principale, la seule
cause, en définitive, de l'indigestion ; il
faut mentionner l'ivresse, les matières
grasses, par exemple le lard, les choux,
etc., les boissons tournées, le cidre
nouveau, le vin nouveau, une glace, un
bain pendant le travail de la digestion,
les repas trop précipités, un intervalle
insuffisant entre le diner et le déjeuner.

Pour nous résumer, nous pouvons
classer ici les indigestions par ordre,
par expérience :

1° Indigestion par excès dans la quantité des aliments ou des boissons, c'est la plus fréquente.

2° Indigestion produite par la mauvaise qualité des substances ingérées.

3° Indigestion par l'insuffisance de la mastication et de la salivation.

4° Indigestion par le rapprochement de plusieurs repas, surtout s'ils sont copieux.

5° Indigestion produite par des causes *perturbatrices* qui agissent après l'ingestion des aliments.

6° Indigestion produite par la répugnance idiosyncrasique des organes digestifs pour certains aliments.

Symptômes

C'est ordinairement plusieurs heures après le repas que se manifeste l'indigestion ; il y a d'abord malaise général, indéfinissable, analogue au mal de mer, une espèce d'abattement et de langueur. Plus tard le malade ressent de la pesanteur, une sensation de barre, une plénitude pénible dans l'estomac, les efforts, les contractions que fait cet organe pour se débarrasser de son trop plein. Bientôt survient un dégoût plus ou moins marqué, puis des nausées, des hoquets, des rots, des rapports acides, fétides, ayant l'odeur d'œufs pourris ; la bouche alors est sèche ou remplie de salive mousseuse ; les jambes tremblent, les mains sont chaudes, le malade a des bouffées de chaleur ; la face pâlit, la sueur coule sur le front, le pouls est vif, accéléré, parfois faible ; la céphalalgie apparait avec tête lourde, serrement aux tempes, vertiges. L'épigastre n'est pas douloureux ; parfois la pression de

la main soulage. On remarque un peu
de gonflement dû au développement des
gaz, un peu de tympanite jusqu'à l'hypochondre gauche, jusqu'à l'ombilic ;
s'il y a accumulation trop grande d'aliments et de boissons, la matité rem-
place la tympanite.

Tous ces symptômes effrayants, énu-
mérés, développés, se terminent ordinairement par des vomissements acides
de matières peu digérées que l'on re-
connaît assez facilement, comme le vin
rouge qui conserve sa couleur ; une
partie des aliments non consommés est
souvent chassée par les intestins ; une
fois la cause matérielle de l'indigestion
rejetée au dehors, tout rentre dans
l'ordre *(sublatâ causâ, tollitur effectus)* ;
c'est à peine s'il reste, parfois, un peu
de fatigue de tout cet appareil plus
alarmant que dangereux.

Ce qu'il faut faire

Il faut absolument mettre un intervalle suffisant entre les repas, entre le déjeuner et le diner, quelques petits à-comptes peuvent être tolérés aux moments de fatigue, de besoin ; en général, il ne faut pas manger à tort et à travers. En fait de nourriture, tout doit être régulier, fixe, réglementé pour les 24 heures. Au moment de la crise pénible, le doigt, les barbes d'une plume enfoncées dans l'arrière-bouche, dans le pharinx titillent la luette et produisent le vomissement, puis le soulagement.

Avant d'en venir à cette extrémité, il est bon d'essayer une tasse de thé, de camomille, de feuilles ou de fleurs d'oranger. Quelquefois on doit faire usage de l'émétique, de l'ipéca ; à ce moment le médecin est indispensable ; c'est à lui d'ordonner et de fixer les doses des médicaments ; le malade inconscient ne doit être qu'un patient et non un maître.

Les légumes herbacés sont mauvais, la salade non cuite mauvaise ; le cresson est lourd, surtout sans jus de viande ; les bouillons gras, très-chauds ou froids, la soupe au pain ainsi que le vermicelle, les pâtes d'Italie, le tapioca sont bien digérés ; la viande rôtie, bien préparée, est excellente ; la pomme de terre en purée, est préférable à la pomme de terre frite, l'artichaut doit être cuit et la carotte jeune, réduite en purée.

Ce qu'il faut éviter

Il faut éviter une mastication insuffisante des aliments ; ne pas avaler trop vite, car alors la salive, si utile dans le premier phénomène de la digestion, manque en grande partie, et l'estomac en souffre infailliblement ; les veilles, le travail intellectuel prolongé, les émotions vives doivent être évités avec soin. Une trop grande quantité d'aliments ou de boissons est toujours funeste. On laissera de côté les matières grasses, le lard, les choux, les boissons tournées, le cidre nouveau, le vin nouveau, les glaces, les bains pendant le travail de la digestion. Il ne faut pas prendre le bouillon gras tiède. On doit mettre à l'écart le porc frais ou salé, tous les produits de charcuterie, ainsi que les graisses, les membranes, les tendons de la viande. Les moules, le homard, les écrevisses, sont indigestes.

A Vichy, la fontaine des Célestins, ainsi que la Grande-Grille, conviennent aux constitutions molles, appauvries dont il faut stimuler vivement les fonctions digestives qui sont lentes, pénibles, laborieuses, et à peine terminées à l'heure du repas suivant; elles aident au manque d'appétit, à l'atonie, à la faiblesse. A table, un sujet qui a l'estomac sensible, doit diner avec des gens gais, et éviter surtout les discussions et les querelles *politiques, sociales, religieuses*, ou toutes autres. Brillat-Savarin déclare que la colère, à table, produit, à l'estomac, l'effet de la déglutition d'une pelote d'aiguilles.

Le Dr Louis Véron ne pouvait digérer sans musique ; tout le monde n'est pas le Dr Louis Véron, mais tout le monde peut éviter les émotions vives que l'on se procure parfois volontairement.

Embarras Gastrique

Définition

L'embarras gastrique est une affection caractérisée principalement par la perte de l'appétit, une saveur amère ou fade à la bouche, un sentiment de plénitude dans l'estomac, du malaise, de la céphalalgie frontale, et la rapidité avec laquelle ces symptômes cèdent aux évacuants. Il a été désigné sous le nom de *saburres* de l'estomac, d'embarras bilieux, de fièvre gastrique saburrale, de turgescence de la bile, etc., etc. Tous ces noms se ressemblent un peu, ils ne désignent qu'une seule et même chose. Aussi, nous contenterons-nous de notre titre général d'embarras gastrique.

Causes

L'époque prédisposant à cette maladie est le printemps, la fin de l'été, l'automne. Les habitations froides, humides, en sont les causes généralement admises, ainsi que la vie sédentaire, les veilles prolongées, les émotions vives, les grandes frayeurs, la tristesse profonde ; le tempérament bilieux y est plus disposé. De là vient la première ordonnance : la purgation. Il n'y a rien à noter pour l'âge, le sexe ; c'est une maladie commune à tout le genre humain. On aura soin d'éviter les viandes indigestes, les excès de table, les écarts de régime qui sont souvent une cause efficiente de l'affection qui nous occupe.

Symptômes

Au début, il y a anorexie presque toujours complète, dégoût très-prononcé pour les aliments gras, les substances animales. Tout parait amer, fade ; la bouche est pâteuse, collante ; la langue est large, humide, recouverte d'un enduit épais, saburral, limoneux, blanc, jaunâtre, surtout à la base ; les dents, les gencives, le palais en sont imprégnés ; l'haleine est fétide, d'une odeur nauséabonde, spéciale, caractéristique ; les nausées, les rapports sont aigres, nidoreux.

La soif est variée ; le malade n'a de désir que pour les boissons acidulées.

Dans la région épigastrique, une certaine anxiété, de la gêne se fait sentir ; il n'y a pas de douleur à la pression, ce qui se voit toujours dans la Gastrite, la Gastralgie, l'Ulcère simple. On remarque une constipation constante ; les selles liquides sont dues, en général, à l'action du traitement suivi. Le pouls est normal, à peine s'il y a soupçon de fièvre ; en revanche, on remarque céphalalgie frontale, sus orbitaire, gravative,

lourdeur de la tête, un malaise général,
de la courbature, de l'insomnie, une
sensation de brisement des membres.
La face est pâle, bilieuse, d'une lividité
particulière, surtout au pourtour des
lèvres, des ailes du nez, aux conjonc-
tives.

Les urines sont rares, rouges, limo-
neuses, sédimenteuses ; elles laissent,
au fond du vase, un dépot briqueté,
composé d'acide urique , d'acétates
amorphes, d'urates de soude cristal-
lisés, des phosphates terreux, des oxa-
lates ; souvent, en y projetant quelques
gouttes d'acide nitrique, on détermine
une coloration verdâtre, produite par la
précipitation de la matière colorante de
la bile.

Si l'embarras gastrique gagne l'intestin, on remarque lassitude spontanée,
des éructations plus vives, des flatuo-

sités, des borborygmes, de la tension à
l'estomac, des douleurs vagues dans les
cuisses, les jambes et surtout aux ge-
noux.

ALIMENTS

Ce qu'il faut faire

Ce sont les tempéraments bilieux qui
sont le plus disposés à l'embarras gastrique ; de là vient la première ordonnance, c'est-à-dire la purgation répétée,
au moins, trois fois par an : au printemps, à l'été, à l'automne. Une
promenade au grand air, au soleil, avec
les distractions d'une conversation
aimable, sera toujours favorable entre
les repas.

Les fruits acidulés, fraises, framboises, seront relevés par le sucre et un

bon vin ; la poire, le raisin frais con·
viennent.

A Vichy, le malade boira surtout à
l'Hôpital, à la Grande-Grille, au Puits
Lardy ; il évitera les eaux froides, les
Célestins.

Ce qu'il faut éviter

Le malade, atteint de cette maladie,
doit habiter des maisons chaudes, sèches, bien aérées, non humides. Il évitera la vie sédentaire, les veilles prolongées, les émotions vives, les grandes
frayeurs, la tristesse profonde.

Il s'abstiendra soigneusement de
viandes indigestes, de tout excès de
table, des écarts de régime. Aux repas,
l'œuf bien apprêté, peu cuit, à la coque,

sera bon; le bouillon gras bien chaud est excellent; on laissera de côté les graisses et surtout les tendons, les membranes, la peau, les pommes de terre frites, les artichauts crus, la choucroute et toute les espèces de choux, les salades vertes, les fruits acides. On ne fera pas usage du fromage fermenté ; la boisson préférée sera le bon vin rougi avec addition d'eau claire, limpide ou provenant de nos meilleures sources thermales gazeuses.

Le thé noir est préférable au thé vert; il faut une grande surveillance à la table d'hôte de Vichy, où les mets sont en trop grande abondance; à la vue de tous ces plats accumulés, on devient facilement gourmand ; l'estomac alors se plaint et les eaux ne peuvent être employées avec avantage.

SIGNES DISTINCTIFS

De la Gastrite et de l'Embarras Gastrique

GASTRITE	EMBARRAS GASTRIQUE
Saveur amère et désagréable, nulle ou peu prononcée.	Saveur amère, désagréable, fade.
Douleur épigastrique spontanée et à la pression, point de dégoût pour les aliments.	Gène dans la région épigastrique plutôt que douleurs ; dégoût pour les aliments.
Nausées, vomissements bilieux répétés.	Nausées rares, vomissements bilieux plus rares encore.
Céphalalgie moins persistante, moins incommode et en rapport avec le mouvement fébrile.	Céphalalgie persistante frontale, souvent tres-incommode.
Fièvre presque toujours marquée.	Fièvre nulle ou très-légère.

Dyspepsie flatulente

—

Définition

La Dyspepsie flatulente est due à un gonflement de l'estomac par suite de production de gaz dans l'intérieur de cet organe ; ce phénomène ne devient un symptôme que par son caractère de fréquence et par son intensité.

La flatulence stomacale, en dilatant la poche de l'estomac, produit une sensation de distension qui va jusqu'à l'anxiété, jusqu'à la dyspnée, avec palpitations cardiaques ; elle apparait une ou deux heures après le repas ; les aliments restant trop longtemps dans l'estomac, se trouvent soumis, tout à la fois, à l'action d'une température chaude et humide (37°) et à celle de deux ferments : la diastase salivaire et la pepsine ; alors la bouillie alimentaire fermente et produit du gaz carbonique pur, inodore ou mêlé aux odeurs des aliments en fermentation.

La flatulence intestinale, dont je parlerai plus tard, apparait, elle aussi, quelques heures après le repas, soit par le fait de la sécrétion muqueuse, soit par les réactions chimiques des aliments mal digérés. Il y a alors tuméfaction abdominale, distention de l'intestin, sonorité, tympanite, douleur de ventre et phénomènes de dyspnée, comme je le disais à propos de l'estomac, mais avec intensité double, car l'estomac et l'intestin étant à la fois gonflés, le diaphragme, le cœur sont d'autant plus refoulés de bas en haut, et par suite la respiration est plus difficile, le cœur plus comprimé, moins libre de lui-même ; la cage thoracique présentant moins d'ampleur, de liberté, aux organes qu'elle contient, le Flatulent croit être, à juste raison, asthmatique, atteint de maladie de cœur. Une observation un peu attentive du Médecin le met bien vite sur la voie de la vérité.

Symptômes

Les symptômes ne sont perçus par le malade, comme je l'ai déjà dit, qu'une ou deux heures après le repas ; alors il éprouve un malaise considérable ; les gaz semblent rouler dans son estomac, dans son abdomen, et être bouleversés par les contractions irrégulières des

membranes de l'estomac et de l'intestin ;
il croit être impuissant à les expulser ; il
éprouve une sensation de pesanteur, de
gêne, de gonflement épigastrique, intestinal, des coliques sèches ; il faut se desser-
rer, prendre l'air, puis surviennent des
renvois plus ou moins fréquents, plus
ou moins abondants, des vents, des gaz
inodores, des borborymes. Tous ces phénomènes durent quelques heures, puis
tout rentre dans l'ordre, dans le calme.
L'expulsion des gaz est volontaire et
involontaire ; dans ce dernier cas, on
doit beaucoup pardonner au Coupable.

L'appétit se conserve bon, mais la
constipation est fréquente ; on remarque
des baillements répétés, de l'engour-
dissement, un grand besoin de repos et
de sommeil, de l'inaptitude au travail,
etc.

Causes

Cette affection est fréquente chez les personnes de constitution faible et molle, de vie sédentaire, qui passent leurs journées dans les bureaux, dans les magasins, sans promenades, sans exercices, privées d'oxygène. L'air pur, le soleil, la vue de la campagne, même le mouvement fébrile de la rue encombrée, active, remuante, feraient disparaitre l'atonie, la nonchalance de l'estomac, et partant, il y aurait moins de gaz amoncelés dans le tube digestif, moins de gonflement, de distension, d'anxiété, de dyspnée. Dans mon livre sur les maladies du foie, je parlais de l'inconvénient des corsages trop serrés, des vêtements

emprisonnant trop la taille, le foie, les organes médiants de la partie antérieure
du corps humain ; ici, dans ce livre
nouveau, je répète, avec plus d'énergie,
que chez les femmes, la mode, le désir de
paraître une sylphide, comprimant les
mouvements vermiculaires de l'estomac
et des intestins, contribuent à dévelop-
per ou tout au moins à augmenter l'affection qui nous occupe, quand d'autres
causes l'ont déjà produite.

Enfin un mauvais régime en favorise
le développement ; régime trop végétal,
légumes venteux, viandes blanches, etc.

TRAITEMENT

Ce qu'il faut faire

Il faut des promenades répétées, des

exercices suivis, en plein air, à la campagne, dans les jardins publics, sur les boulevards des grandes villes. La vie sédentaire dans les bureaux, dans les magasins, dans la chambre, au café, est mauvaise. Un corset trop serré, un habit trop étroit sont toujours pénibles, insupportables dans une maladie où l'estomac est souvent gonflé, distendu par les gaz.

Comme aliments, l'œuf frais à la coque est parfait; le bouillon gras très-chaud ou froid, surtout relevé par quelques épices, sera bien supporté.

Pour boissons, le bon vin mélangé d'eau ordinaire, fraîche, limpide, de bonne composition doit être préféré. Les liqueurs les seules recherchées sont : l'anisette, le curaçao, l'élixir de Garus, l'eau de mélisse des Carmes.

Ce qu'il faut éviter

A table, le Dyspeptique flatulent évitera les matières grasses, les légumes venteux, les haricots secs, le navet, la choucroute excitante, le choux, à nausées repoussantes, l'œuf très-cuit, le beurre faisandé, trop vieux, fermenté, la viande blanche, le fromage trop relevé.

Les boissons développant trop de gaz lui sont interdites.

A Vichy, l'eau de la fontaine de l'Hôpital produit d'excellents effets dans cette maladie. Au contraire, les fontaines qui produisent beaucoup de gaz, comme Hauterive, St-Yorre, doivent être repoussées.

Pyrosis-Aigreurs

—

Définition

Cette maladie de l'estomac consiste en une sensation brûlante qui, de l'estomac, se propage dans toute la longueur de l'œsophage et se porte même jusqu'à la gorge ; là, le malade croit sentir l'impression d'un corps irritant, d'un fer chaud : d'où le nom de Pyrosis donné à l'affection.

Dans cette action morbide assez commune, il y a des aigreurs, des régurgitations d'aliments acides, aigres, âcres, de la cuisson. Ces symptômes, lorsqu'ils se présentent le matin, à jeu, prennent le nom de *Pituite*, dont nous parlerons dans le chapitre suivant. Cet état ne doit pas être confondu avec le *ptyalisme* soudain et abondant que présentent certains Dyspeptiques.

Symptômes

Dans la Pyrosis, l'appétit diminue, le goût devient sure, la salive neutre ou acide ; le papier de tournesol, placé dans la bouche, rougit ; l'haleine, aigre, a une odeur spéciale, la digestion est laborieuse, lente, et pendant qu'elle s'accomplit, il se forme des gaz, des acides brûlants.

Les aigreurs sont plus prononcées, s'il y a repas copieux, composé de gâteaux, de confitures, de fruits, de matières grasses ; elles le sont moins, si le repas consiste en viandes rôties, en peu de pain et surtout en eau rougie ; le vin pur, de mauvaise qualité, les liqueurs fortes, alcoolisées outre mesure, prises en grande quantité, prédisposent à la sensation de fer rouge.

Une excrétion abondante de salive limpide accompagne toujours les phénomènes digestifs ; on remarque souvent des nausées, des flatuosités, des rapports, de la soif, une faim excessive et peu de vomissements. La constipation est générale, la céphalalgie fréquente. La Pyrosis affecte surtout les personnes qui se nourrissent d'aliments gras, de fritures, de salaisons, de fromages avancés ou de toutes autres substances irritantes. Les éructations de fluide aqueux renferment de l'acide lactique et acétique.

Causes

Le fait principal est l'acidité de toutes les humeurs digestives, et la puissance avec laquelle l'appareil digestif acidifie tout ce que l'on mange, tout ce que l'on boit.

Si le suc gastrique, qui est acide, est sécrété en trop grande abondance, le vin, les bouillons tournent à l'aigre, ainsi que les aliments féculents ; le sucre, pris en trop grande quantité, suit la même marche ; alors les graisses se décomposent en acide gras et en glycérine.

Dans tous ces cas, il y a formation de gaz et surtout pyrosis, aigreurs.

TRAITEMENT

Ce qu'il faut faire

La diète lactée et végétale est très-recommandée dans cette maladie; les boissons douces, mucilagineuses, sont toujours ordonnées.

Ce qu'il faut éviter

On doit éviter les causes qui ont produit la maladie, c'est-à-dire, une trop grande quantité de sucre, d'aliments féculents, de graisses, en un mot, tout ce qui peut former des gaz et des aigreurs.

Le fumeur invétéré doit au moins être sage le matin, se priver de sa pipe, de sa cigarette, et ne pas tomber dans l'*abus*, pendant le reste du jour. On ne saurait croire jusqu'à quel point le tabac est néfaste dans la Pyrosis, dans les Aigreurs. Il n'y a, pour le démontrer, qu'à examiner le fumeur au lever du lit, avec ses accès de pituite, ses sensations épigastriques de fer chaud, rouge, brûlant.

En général, les liqueurs alcooliques sont mauvaises, le café ne convient pas ; toute nourriture fermentée, excitante doit être évitée.

A Vichy, on n'ira point aux Célestins, mais à la fontaine de l'Hôpital.

Pituite

Définition

On appelle ainsi un liquide aqueux et filant qui est rejeté, en plus ou moins grande abondance, soit par l'expectoration, soit par une sorte de régurgitation ou par le vomissement, ainsi qu'on l'observe dans la présente maladie d'estomac; j'ai dit vomissement, et, en effet, il y a, dans cette affection, vomissement de matières muqueuses, plus ou moins glaireuses, ayant lieu, habituellement, tous les jours à la même heure, le matin à jeun, avant ou après le repas.

Symptômes

Le vomissement a lieu habituellement aux mêmes heures pour chaque
malade; les uns rendent leur pituite
tous les matins, les autres, avant ou
après le repas, sans vomir leurs aliments. Le Pituiteux, cependant, peut
vomir deux ou trois fois par jour, à
heure indéterminée, s'il n'a pas rejeté
le tout dès le matin; il y a alors malaise, efforts, avertissements douloureux
qui lui disent : tu vas rendre ta pituite.
L'enfant, ayant la coqueluche, éprouve
les mêmes appréhensions, les mêmes
angoisses, les mêmes craintes; il court,
comme lui, s'accrocher à un banc, à une
chaise, à la cheminée. La crise dure de

cinq à trente minutes, et tout est fini. Dans l'un et l'autre cas, les efforts fatiguent beaucoup et souvent du sang rutilant, causé par les contractions, apparait pour quelques instants; les larmes aux yeux passent aussi vite.

Le liquide rendu est d'ordinaire visqueux, glaireux comme un blanc d'œuf; on peut le couper au couteau; de nature alcaline, il se putréfie rapidement, ne coagule pas le lait, ne dissout pas les viandes, car il n'a pas de pep·sine; ce n'est que du mucus gastrique, inerte, impropre à la digestion.

Causes

L'habitude de prendre, à jeun, du vin blanc ou de la bière, ou de l'absinthe, ou du vermouth, ou des liqueurs fortes, etc., est la cause principale et essentielle de la Pituite; mais cette maladie dégoûtante et parfois très-pénible, fatigante au suprême degré, est aussi déterminée par l'usage du tabac, soit qu'il y ait abus, soit même qu'on le prenne en petite quantité.

Je ne saurais mieux faire que de répéter, à ce propos, les quelques lignes que renferme mon livre intitulé : *Cri d'Alarme* (premier prix en Sorbone, le 2 juin 1878).

Ce chapitre convient à la Pituite et à la Pyrosis dont j'ai parlé dans le chapitre précédent; le voici :

« La Pituite et la Pyrosis sont des maladies inséparables du fumeur endiablé ; il n'y a pas de fumeur, par abus, qui n'ait le matin, au lever, à rendre des mucosités plus ou moins épaisses, mê-

lées ou non à une petite quantité de
bile ; mucosités nidoreuses, acides,
âcres, parfois amères.

Quel triste réveil ! Il s'est couché, ce
malheureux fumeur de tous les instants ;
il s'est couché en fumant ; il avait fumé
tout le jour et, dans le lit, oui, dans le lit,
il avait fumé encore ; la nuit s'est passée plus ou moins bonne ; le matin, le
voilà : à peine a-t-il quitté sa couche,
à peine s'est-il approché du lavabo, s'il
en a un, que des efforts inouis pour
vomir s'annoncent ; l'estomac se res-
serre, se contracte, se retourne sur lui-
même ; il veut déjecter, renvoyer quelque chose ; il est irrité, furieux, mais il
n'a rien, rien que ces glaires, dont j'ai
parlé plus haut, il se contente de cela ;
quels efforts il lui faut faire ! Il manque
de point d'appui, de matières solides,
alors, il renvoie ces mucosités épaisses,

filandreuses, blanchâtres, jaunâtres, que le doigt est parfois forcé de rompre pour les faire écouler. Les habits en sont couverts, les yeux laissent échapper de longues files de larmes ; le visage est rouge, la tête est ébranlée, l'intelligence bouleversée ; cinq minutes, dix minutes se sont écoulées, un peu d'eau froide a été apposée sur le front, tout a disparu.

Croyez-vous, en lisant ces quelques lignes, que le fumeur renoncera à ses habitudes ? Non ! Il continuera à fumer et, chaque matin, il recommencera son supplice volontaire, jusqu'au moment où il n'en pourra mais ; jusqu'au moment où il verra clairement que son estomac révolté lui criera encore une fois : « Arrête ! »

Ulcérations simples de l'estomac

Définition

Cette maladie consiste en une ulcération ou mieux en plusieurs ulcérations
de la muqueuse, de la membrane interne
de l'estomac. Ces ulcérations ont été
comparées aux aphthes qui se forment
dans la bouche, sur les lèvres, sur le
bord de la langue, au palais, sur les
piliers du voile du palais ou l'arrière-
gorge, à la suite d'une grande débilité,
d'un affaiblissement général ou bien encore aux ulcérations intestinales de la
fièvre typhoïde, de la dyssenterie, de l'en-

térite chronique. Il est bon de parler de ces ulcérations très-guérissables, comme l'ont montré mille cicatrisations à l'autopsie des cadavres, quand on songe au Cancer de l'estomac, si répandu dans notre pauvre humanité, et surtout aux moyens si restreints, si imparfaits que possède la médecine pour suspendre sa marche ou la maitriser.

Symptômes

Dans cette affection, il y a manque absolu d'appétit ou appétit bizarre, tristesse insurmontable, digestion laborieuse, malaise ou douleur sourde, à l'épigastre, pendant le travail de la digestion, ou même en l'absence de tout aliment dans l'estomac; cette douleur

est souvent très-vive, rongeante, persistante, et siège à l'extrémité de l'apophyse
xiphoïde, au bas du sternum. Symptôme
important, caractéristique, elle se répète
au point correspondant de la colonne
vertébrale, entre les deux épaules. Souvent il y a hémorrhagie stomacale, plus
ou moins considérable, produite par la
destruction des petits vaisseaux de la
muqueuse de l'estomac, comme il y a
hémorrhagie de l'intestin dans les fièvres
typhoïdes par suite de la destruction
des vaisseaux de la muqueuse intestinale. Comment en serait-il autrement?
L'ulcération ronge, dévore, petit à petit,
les tissus et finit par perforer les veinules, les petites artérioles qu'elle
rencontre dans sa marche envahissante.
Le pauvre malade, souvent, se croit alors
atteint de la poitrine, car, à la suite de
ces crachements, de ces vomissements

de sang, surviennent l'anémie, la cachexie, le dépérissement général. Le médecin consulté aura bientôt, à l'aide de l'auscultation, rassuré, tranquillisé son cher malade.

Revenons à la douleur xiphoïdienne; elle forme, au niveau du cartilage xiphoïde, une aire circulaire qui n'a guère que quelques centimètres de diamètre; si elle siège à l'ombilic, c'est que la lésion, l'ulcère réside à la grande courbure de l'estomac; si elle habite l'hypochondre gauche, la lésion est au cardia (B); si elle se fait sentir à droite, c'est le pylore (D) qui est malade *(Voir la figure anatomique)*.

La moindre pression à l'épigastre excite une douleur insupportable, non-seulement en cet endroit, mais dans la région dorsale; ce signe a un caractère, pour ainsi dire, spécial, propre, constant.

La femme ne peut alors supporter le contact du corset; c'est elle, du reste, qui est surtout prédisposée à cette maladie au moment de la puberté, des périodes menstruelles, de la ménopause.

Les positions que prend le malade, pour échapper à la douleur, sont caractéristiques; s'il se penche en avant, c'est que l'ulcère existe à la partie postérieure de l'estomac; si le décubitus est dorsal, l'ulcère est à la partie antérieure.

Parfois, il y a vomissement; il survient au paroxisme de la douleur, c'est la crise de l'attaque; en général la douleur est le premier symptôme de la maladie, le vomissement n'apparait que plusieurs semaines après elle; il est d'autant plus fréquent que l'affection est plus ancienne, plus grave, et d'autant plus dangereux qu'il y a rejet constant

des aliments, car ces désordres entraî-
nent l'inanition, la chlorose, l'anémie.

TRAITEMENT

Ce qu'il faut faire

Dans cette maladie, le repos et une position commode sont absolument néces-
saires ; aller, venir, marcher sans cesse,
occasionnent des souffrances réelles
parfois très-fatigantes. On suivra un
régime sévère, on prendra une nourriture farineuse, féculente, des bouillons
gras, chauds ou froids, du lait à petites
doses et fréquemment répétées, à température chaude ou froide. S'il survient
trop de vomissements, le malade obser-
vera la diète pendant un jour ou deux ;

au premier indice d'amélioration, il sera nécessaire d'augmenter la quantité des aliments, mais avec sagesse et circonspection. Pour apaiser la soif, occasionnée par les vomissements, on aura recours aux morceaux de glace, à l'eau de chaux mélangée au lait, surtout à l'eau de Vichy (source de l'Hôpital) d'une manière continue, pendant longtemps; la soupe au pain est bonne, ainsi que le vermicelle, les pâtes d'Italie, le tapioca, les pommes de terre en purée.

Ce qu'il faut éviter

Les matières grasses sont mauvaises, ainsi que le bouillon gras tiède, à moins qu'il ne soit relevé par quelques épices. Le café sera évité; il en sera de même du vin blanc, du vin de Bourgogne, des liqueurs alcooliques, de la bière, des vins frelatés.

Cancer de l'Estomac

Je n'aurais pas parlé du Cancer de l'estomac, si je n'avais craint que le malade ne le confondit avec l'ulcère simple, décrit dans le chapitre précédent; l'un, le Cancer, est inguérissable à Vichy : les eaux alcalines ne peuvent rien sur lui ; l'autre, l'Ulcère, est très-souvent guéri ou au moins très-sensiblement soulagé ; c'est donc ici un diagnostic différentiel plutôt qu'une étude que je vais présenter au malade.

Définition

Le cancer de l'estomac consiste en une dégénérescence des parois de cet organe ; il se forme là non un aphthe, une ulcération superficielle très-guérissable, mais un tissu de matières spéciales qui s'étend, grossit, se ramollit et entraîne fatalement la mort à la suite d'une diathèse générale. A la palpation, dans le plus grand nombre des cas, la main rencontre une tumeur inégale, bosselée, assez ferme, même dure ; elle est située, en général, à peu de distance de l'ombilic, un peu au-dessous et un peu à gauche du creux de l'estomac : sa grosseur varie, elle va d'un œuf de

pigeon à la mansuration du poing.
Outre cette humeur caractéristique, le
cancéreux a une couleur jaune de paille
de seigle, une figure basanée, terreuse;
vers la fin, on remarque un amaigrisse-
ment général, de l'œdème aux membres inférieurs, un gonflement plus ou
moins prononcé.

Les vomissements fréquents, presque
constants, sont noirâtres, semblables à la
suie délayée, au marc de café, parfois au
chocolat; les selles aussi sont noirâtres,
car l'hémorrhagie est fréquente dans
cette maladie rongeante, dévorante; les
vaisseaux sanguins de la tumeur sont
peu à peu attaqués, ouverts, et le sang
s'échappe ou par la bouche ou par les
intestins ; ce sang est noirâtre, comme
cuit, parce qu'il a subi un travail de
digestion dans l'estomac et dans la suite
du tube digestif. Au médecin d'examiner,

de juger, et de renvoyer de la station thermale de Vichy, tout malade qui aura les signes confirmés de cette maladie terrible.

S'il y a doute entre l'ulcère déjà décrit et le cancer, le Docteur expérimenté combattra les symptômes, examinera, chaque jour, le souffrant, et ne l'abandonnera pas, car qui peut affirmer que l'on ne se trompe pas, que l'on ne s'est pas trompé, lorsque plus d'un grand Professeur, plus d'un célèbre Praticien a fait fausse route dans le diagnostic? En cas de doute, il ne faudra pas s'abstenir, mais suivre le traitement employé contre l'ulcère simple, ce qui peut, du reste, sinon guérir, au moins soulager l'homme atteint de cancer.

Le Cancéreux a la langue pâle, sans enduits ; la bouche sans odeur fétide, pas de mouvement fébrile prononcé.

L'homme est-il plus sujet à cette maladie que la femme? On ne saurait répondre affirmativement à cette question, car l'estomac travaille, se fatigue, s'use autant chez l'un que chez l'autre; cependant l'homme se livre davantage aux boissons alcooliques, à l'usage du tabac à fumer, aux excès de boissons excitantes de toute sorte, et il est certain que toutes les intempérances sont des causes de la maladie. On trouve surtout le cancer entre 30 et 60 ans.

Le cancer pourrait non-seulement être confondu avec l'ulcère simple, dont je viens de parler, mais encore avec la *Gastrite* décrite dans un autre chapitre.

Voici les signes distinctifs de ces deux maladies :

<table>
<tr><th>CANCER CONFIRMÉ</th><th>GASTRITE</th></tr>
<tr><td>Vomissements noirâtres, marc de café, etc.</td><td>Vomissements bilieux ou de matières alimentaires.</td></tr>
<tr><td>Signes de cachexie cancéreuse, couleur jaune paille, etc.</td><td>Pas de signes de cachexie cancéreuse, simple amaigrissement.</td></tr>
<tr><td>Tumeur rénitente à l'épigastre.</td><td>Ni tumeur, ni rénitence à la région épigastrique.</td></tr>
<tr><td>Ampliation morbide de l'estomac.</td><td>Estomac contracté plutôt que dilaté.</td></tr>
</table>

Je n'ai rien à dire ici au point de vue des aliments défendus, des aliments permis, des fontaines à fréquenter. A Vichy, on ne traite point le cancer par les eaux qui sont pour lui inoffensives, mais peu capables de le guérir.

Tout consiste dans la différence entre l'Ulcéreux stomacal qui se guérit, et le Cancéreux qui s'en va un peu soulagé, mais avec sa tumeur épigastrique, son cancer.

Hypochondrie

Définition

L'Hypochondrie est une maladie caractérisée par un trouble dans la digestion, sans fièvre ni lésion locale; par des flatuosités, des borborygmes, une exaltation extrême de la sensibilité, des spasmes, des palpitations, des illusions des sens, une succession de phénomènes morbifiques qui simulent la plupart des maladies, des terreurs paniques, une grande versatilité de sentiments moraux, des inquiétudes exagérées, principalement dans ce qui a rapport à la santé.

Au fond, ce n'est autre chose qu'une des nombreuses espèces de la *monomanie* triste ou *lypémanie* qui consiste dans une méditation exagérée sur *son moi* physique, sur l'état de son corps, sur sa propre conservation ; en d'autres termes, dans la terreur extrême, dans la croyance désespérante d'être affecté de maladies qu'on juge dangereuses, incurables, susceptibles de conduire au tombeau.

Causes

L'Hypochondrie se remarque surtout entre 30 et 40 ans, elle est plus rare dans l'adolescence et la vieillesse. La proportion des hommes hypochondriaques à celle des femmes affectées de la même maladie, est comme 3 est à 1. Le tempérament nerveux prédispose plus que tout autre à l'hypochondrie. L'oisiveté, les professions intellectuelles, les études trop abstraites, le célibat sont encore des causes prédisposantes généralement admises.

Les climats chauds ou froids, les saisons ne prouvent rien, il n'en est pas de même de l'usage immodéré de certains aliments, et en particulier des végétaux et du sucre, de certaines boissons telles que l'eau en abondance, le thé, les alcooliques. Parmi les causes occasionnelles, les principales sont la lecture des livres de médecine : plusieurs de mes malades m'en ont donné des preuves certaines ; beaucoup de médecins, pendant leurs études classiques, et même après une pratique de longues années, croient avoir une foule de maladies ;

comment l'affection ne doit-elle pas être autrement forte, poignante, chez une personne étrangère à la médecine, quand elle voit, pour la première fois, un mort, surtout si ce mort a été un parent, un ami!! Les prédictions sinistres, l'isolement et de la nuit et du jour donnent des vapeurs noires, des craintes exagérées; l'esprit s'affecte avant le corps, en général, et c'est cette affection isolée qui est la cause occasionnelle de l'altération, soit du moral, soit du physique.

Symptômes

On doit remarquer deux périodes dans cette maladie: dans la *première*, l'esprit, l'intelligence seuls sont affectés; dans la *seconde*, le corps participe à l'affection.

Dans la *première*, le caractère symptô-
matique, essentiel, capital, consiste dans
les faux jugements que les malades
portent sur l'état de leur santé qui,
d'ailleurs, ne présente rien d'anormal;
ils croient avoir toutes les maladies : la
phthisie, le cancer, des tumeurs dans
diverses parties du corps; si la machine
humaine, au reste très-compliquée, ne
fonctionne pas parfaitement à leur idée,
ils n'osent respirer, remuer, marcher;
il leur semble que tout va se détraquer;
ils s'imaginent que certaines parties de
leur corps sont frappées de mort, qu'elles
exhalent l'odeur des cadavres dont ils
ont tant peur.

Sous l'influence de ces fausses croyan-
ces, les malades sont tristes, préoccupés,
s'entretenant sans cesse de leur santé,
redoutant leur fin prochaine; ils s'occupent constamment de la manière dont

s'exécutent leurs principales fonctions ; ils vont très-souvent à leur miroir pour examiner leur teint ; ils considèrent, avec une attention ridicule, leurs diverses excrétions, pèsent leurs aliments, et attribuent à des circonstances puériles leurs maux imaginaires.

Ils consultent tous les médecins, tous les pharmaciens, toutes les commères, toutes les sages-femmes, lisent tout ce qui leur parait se rapporter à leur prétendue maladie, changent fréquemment de remèdes ou, pour mieux dire, les essaient tous, et se croient presque toujours soulagés, lorsqu'ils ont changé de médecins et de médication ; mais cette croyance, hélas ! dure peu.

A la fin, ces malades finissent par être sombres, irritables, capricieux, et surtout profondément égoïstes, se plaignant sans cesse, quoique ce soit eux qui rendent malheureux tout ce qui les entoure ; indifférents aux maux que peuvent éprouver les autres, ils se concentrent dans une seule idée, l'état de leur santé, *leur moi.*

Lorsqu'on réussit, momentanément, à distraire les hypochondriaques, souvent leur caractère se transforme ; ils deviennent animés, gais, prévenants ; mais ce moment passé, ou même au plus fort de leur animation, si on les remet sur le chapitre de leurs maux, ils retombent dans leur tristesse, recommencent leurs plaintes, cherchent la solitude etc., etc. ; ce qui ne les empêche pas de remplir parfaitement toutes leurs fonctions.

Dans la *deuxième* période, les symptômes fonctionnels éprouvés par les malades appartiennent presque tous aux diverses viscéralgies , surtout gastrointestinales; ils éprouvent des spasmes, des constrictions de la poitrine, de l'abdomen, des digestions difficiles, douloureuses; des étourdissements, un embarras de la défécation, de la miction, etc., etc.

Les sujets, alors vraiment affectés, ne se trompent pas quand ils se croient malades, mais ils se trompent sur la gravité de leur maladie.

Le plus souvent, au lieu d'une affection légère qu'ils ont, ils s'imaginent être atteints d'une maladie mortelle, dont les symptômes ressemblent plus ou moins à ceux qu'ils éprouvent ; en un mot, c'est du *délire* hypochondriaque.

TRAITEMENT

Ce qu'il faut faire

Il faut se procurer des distractions dans sa maison, dans son jardin, dans ses domaines ; aller au gymnase, au cercle, dans les jardins publics, dans les promenades les plus fréquentes, dans les soirées intimes de famille, au théâtre, au bal, quand même on ne danserait pas ; en un mot, il faut se distraire, se désennuyer, se croire quelqu'un, et ne sommes-nous pas tous quelqu'un ? Les voyages sont parfaits ; aujourd'hui, grâce

au progrès, on vous transporte, à peu de
frais, à l'autre extrémité du monde, dans
les vallées les plus belles, au sommet
des monts les plus ravissants ; vous
pouvez avoir, alors, les plaisirs de la
chasse, les courses à cheval ou en voi-
ture, l'ascension, la descente; les péri-
grinations à pied sont les meilleures
quand faire se peut.

Venez, Lecteur, venez à Vichy, vous
aurez tout cela à foison ; vos voitures
seront belles, vos montagnes délicieuses,
vos chevaux très-doux, vos allées, vos
parcs splendides; le monde entier est là,
et le plus beau, le plus gracieux, le plus
riche, le plus aristocratique, le plus
aimable; je vous jure que vous ne vous
en retournerez pas hypochondriaque.
Après une saison dans ce lieu enchan-
teur, vous ne penserez plus à la mort.
Vichy, du reste, n'offre pas que plaisirs,

distractions ; ses eaux multiples, variées
à l'infini, sont d'une efficacité reconnue
de l'univers ; les hypochondriaques dyspeptiques s'y guérissent parfaitement ;
avec un bon traitement, les maux d'estomac y disparaissent toujours, ou y
sont grandement soulagés ; le bicarbonate de soude, répandu avec prodigalité
par la nature dans toutes les fontaines,
arrête et paralyse les aigreurs, les
pesanteurs, les régurgitations, les flatulences, les éructations, les nausées,
les borborygmes, etc., etc., toutes les
maladies dont se plaint le plus l'hypochondriaque, devenu dyspeptique accom-
pli ; ces affections s'évanouissent comme
par enchantement.

Ce qu'il faut éviter

Il faut éviter *l'oisiveté*, car comment un homme doué d'intelligence resterait-il inactif au milieu de gens travailleurs, de voisins s'occupant tous de leurs affaires, de leur fortune, du bien-être qui en résulte ; au milieu de parents actifs, prévoyants, plantant même pour leurs petits neveux. On se sent alors, malgré soi, un être nul, mis de côté par la société entière.

Pourquoi le célibat, qui engendre la plus grande partie des hypochondriaques ? Mieux vaut une femme sage, honnête, aimante (et il s'en trouve beaucoup) qui vous distrait, vous encourage, vous aide à supporter les maux de la vie, et, pour comble de bonheur, vous donne de beaux petits enfants, qui vous

enlacent, vous forcent de songer à
l'avenir plutôt qu'à la mort; il y a peu
d'hypochondriaques chez les pères de
famille sérieux, ayant conscience de leur
utilité, de leur nécessité dans la vie.

La lecture des livres de médecine est
une des causes les plus fréquentes d'hypochondrie chez les personnes instruites,
intelligentes, qui veulent tout connaitre,
ce qui est impossible, car le fini ne peut
comprendre l'infini; elles arrivent à se
croire atteintes de tous les maux dont
elles voient la description, et ne vivent,
alors, que de médicaments, que de la
pharmacopée, toujours détestable et
souvent nuisible.

Les personnes de l'entourage doivent
veiller, pour éviter au malade la peur,
les prédictions sinistres, les craintes
exagérées, les événements fortuits, l'isolement surtout.

ALIMENTS

Quod sapit non semper nutrit.

On ne digère pas toujours bien ce qui se mange avec plaisir.

Dans un livre intitulé : *Maladies de l'Estomac*, maladies qui entrent pour les quatre cinquièmes dans les maux conduisant notre pauvre humanité à la mort ; dans un livre traitant, en seconde ligne, des maladies de l'intestin presqu'aussi nombreuses, aussi funestes que les maladies de l'estomac, il faut, de toute nécessité, s'occuper, se rendre compte des mutations qu'un aliment opère dans le corps humain ; il faut connaitre la nature intime de la substance alimentaire qui peut, par sa transformation, nous faire éviter ces maux, ces accidents morbides, et partant nous procurer de longues années.

Je ne suis pas Vatel, de célèbre mémoire, ni Brillat-Savarin, si intéressant, si fin, ni le baron Brisse, gourmet connu du monde entier; cependant, j'ai étudié sur moi, sur mes malades et je vais m'efforcer de donner quelques conseils que les dyspeptiques, ceux qui souffrent des intestins feront bien de suivre religieusement pour recouvrer la santé.

Il est bon de remarquer que le malade atteint à l'estomac ou à l'intestin n'est pas un être à part, déterminé, défini d'une manière exacte, un être *sui generis*, à se ; il sera forcé d'examiner tous les jours, à toutes les heures, après chaque repas, les aliments que son tube digestif préfère, ceux qu'il aime, ceux qu'il digère le mieux, et ces organes capricieux, de mauvais caractère, seront son guide, son directeur, son maître.

La nourriture n'est que la matière première de la nutrition ; ce sont les organes digestifs qui, ouvriers intelligents, la façonnent, l'élaborent, la transforment et en retirent les principes nourriciers, réparateurs, de nos tissus et de notre organisation.

A un autre point de vue, toutes les substances végétales et animales qui peuvent servir à notre nourriture, n'ont pas la même composition intime, ne contiennent pas le même fond de matières nutritives; elles ont des qualités très-variées et exercent sur nos organes des impressions qui ne se ressemblent pas ; plusieurs aliments ne sont pas décomposés, métamorphosés en suc nutritif, et cheminent dans notre appareil digestif jusqu'à l'anus en formant les matières fécales. D'autres, tels que l'eau, l'alcool, les sels minéraux, échappent aux forces digestives, survivent à l'élaboration et sont portés tels quels avec le sang, dans la profondeur de nos tissus et de nos organes.

Me voilà donc forcé de diviser ces matières, ces aliments en chapitres différents, de les séparer, de les classer et de faire connaître au Dyspeptique et au Malade atteint dans ses intestins, ce qu'ils doivent préférer, ce qu'ils doivent choisir par goût et surtout par raison ; s'ils sont intelligents, s'ils savent se connaître ou, pour être plus exact, connaître leur tube digestif, ils me pardonneront les détails dans lesquels je vais entrer, pour leur être agréable. La division des aliments en *combustibles, réparateurs, aqueux, minéraux* sera mise de côté; c'est de la *chimie* très-utile, sans doute, mais un peu aride pour un lecteur malade qui a hâte de se soulager.

Dans mon livre intitulé : *Diabète sucré*, j'ai déjà parlé des aliments et des boissons, mais au point de vue diabétique ; aujourd'hui, dans ce volume, j'examine, à peu près, les mêmes matières, mais à un autre point de vue, au point de vue des maladies de l'estomac et des maladies de l'intestin, de la digestion des deux organes.

Le Beurre

Le beurre est séparé de la crème par le battage ; très-frais, il a une saveur franche, un arôme de noisette : c'est alors un hors-d'œuvre agréable, sain, assez digestible ; bientôt la fermentation lui communique une odeur et une saveur particulières, et alors il convient moins aux dyspeptiques. Comme aliment, il participe aux propriétés des graisses. Son arôme, sa finesse dépendent des animaux qui le produisent, de la nature du pâturage et des soins de la fabrication. Associé à certaines préparations culinaires, à la cuisson des légumes ou des poissons par exemple, il n'a pas les inconvénients des corps gras, il est même indispensable à la digestion facile de ces aliments ; il en est de même de l'huile dans la salade, sous quelque forme que ce soit, il faut en faire un usage très-modéré, car les matières grasses en excès, dans notre régime, déterminent des troubles divers : lourdeur dans l'estomac, dans l'intestin, pesanteur, indigestion ; cela se conçoit, si l'on se rappelle que la salive et le suc gastrique sont sans action sur les matières grasses, beurre, huile, etc. ; la digestion alors est lente, pénible, laborieuse ; il y a renvois acides, aigreurs, chaleur à l'épigastre et dans l'intestin.

Les Œufs

L'œuf, sous un petit volume, constitue, lorsqu'il est bien apprêté, l'ali-

ment le plus important du régime à
suivre par le Dyspeptique ; il est très-
nutritif, très-digestible, très-sain ; c'est,
comme le lait, un type d'aliment complet. Il renferme, sous une enveloppe
calcaire, une partie blanche et une partie jaune ; le blanc est composé surtout
d'albumine additionnée de quelques
sels ; le jaune est formé de vitalline ; le
blanc ne convient point aux albuminu-
riques, mais ce n'est point ici le lieu de
parler de cette maladie grave.

Moins il est cuit, mieux il se digère ;
à *la coque*, c'est un mets agréable, nutritif, d'une très-facile digestion ; comme
le café au lait, il constitue un excellent
premier déjeuner qu'on ne saurait trop
recommander aux dyspeptiques.

Sur le plat, l'œuf doit être servi à
temps ; dans le cas contraire, le blanc
est très-indigeste.

Les œufs bouillis, convenablement assaisonnés, additionnés de bons jus de viande, peu cuits, constituent un excellent aliment, extrêmement digestible ; car il réunit des principes très-nourrissants, l'œuf et le suc de la viande ; on ne saurait trop l'ordonner aux malades qui doivent soutenir et relever leurs forces.

Les omelettes doivent être légères, molles, préparées au naturel ; le lard, le jambon, les rognons mêlés aux omelettes sont réservés aux estomacs solides.

Les œufs au beurre noir sont trop cuits ; le beurre brûlé, le vinaigre les rendent un peu indigestes.

L'œuf est donc excellent, à condition d'être très-bien préparé.

Le Bouillon gras

Bouillon gras. C'est une décoction qui prend à la viande la plupart de ses principes sapides et nutritifs ; les légumes ajoutés à la viande cèdent au bouillon leurs principes mucilagineux, sucrés, aromatiques et le rendent plus nourrissant, plus coloré, plus onctueux, de meilleur goût.

Un bon morceau de bœuf, accompagné d'une bonne poule, forme le bouillon le plus nourrissant, le plus délicat, le plus corsé.

Il faut que le pot au feu cuise très-longtemps et à petit feu ; alors il contient une grande quantité de sucs nutritifs, des yeux, c'est-à-dire de la matière grasse, onctueuse, savoureuse ; des substances mucilagineuses, dues aux légumes, des principes aromatiques ; en somme, un bouillon sapide, savoureux et facile à digérer.

Le bouillon est un excellent aliment, nutritif, digestif, fortifiant, s'il est préparé avec une assez grande quantité de viande et si le tout est bien consommé.

Le Dyspeptique doit prendre son bouillon ou très-chaud ou très-froid, jamais tiède. Il faut même, pour lui, ajouter quelques épices ; sinon, il y a ou peut y avoir pesanteur, flatulence de l'estomac et de l'intestin.

Les Potages

Le potage, pour le Dyspeptique, est le

prélude obligé de ses principaux repas ; pour le malade, il constitue souvent sa principale nourriture.

La *soupe grasse*, au pain grillé, est un excellent potage plein d'arôme et de saveur agréable.

Le *vermicelle*, les *pâtes d'Italie*, diversement découpées, le *macaroni*, si aimé au-delà des monts, sont des pâtes sèches, dures et forment des potages moins digestibles que la soupe au pain.

Le *tapioca*, le sagou, l'arow-root, d'origine véritable, sont d'une saveur délicate, se dissolvent aisément dans le bouillon, augmentent ses propriétés nutritives et constituent des potages légers, agréables, nourrissants.

Les *juliennes* sont réservées aux personnes douées d'un bon estomac.

La Viande

Aliments réparateurs, azotés, nutritifs par excellence

Rien n'est plus nutritif que la viande, rien n'est plus réparateur dans la série infinie des aliments qui servent à notre nourriture. Sous un petit volume, elle renferme des propriétés très-substantielles, très-réparatrices, très-toniques ; elle nourrit plus qu'une quantité triple, quadruple de légumes ou de fruits ; de quelque animal qu'elle provienne, elle est toujours identique, réparatrice, nutritive ; cependant il faut faire une distinction entre l'état sauvage de l'animal et la domesticité ; entre l'âge, le sexe, le mode d'élevage et celui de la préparation.

Les *viandes noires* du gibier et les viandes rouges du bœuf, du mouton, etc., contiennent des sucs plus nutritifs ; les viandes blanches sont moins toniques et moins digestibles pour certains estomacs.

La viande de l'animal *jeune*, surtout *très-jeune*, est peu nourrissante, peu digestible ; celle des animaux vieux est sèche, coriace, très-nutritive, mais également peu digestible ; celle des animaux *adultes*, engraissés, castrés, est la meilleure.

Pour le Dyspeptique, il faut mettre de côté les graines, la peau, les membranes, les tendons qui fatiguent inutilement l'estomac et l'intestin.

L'insuffisance de viandes, dans notre économie, produit vite l'appauvrissement du sang, les pâles couleurs, la chlorose, l'anémie, la fonction lente de toutes les parties de l'organisme, l'affai-blissement, et finalement, la perte des forces musculaires, et quelquefois même, la stérilité de la femme ; en somme, les recettes ne balancent pas les dépenses dans l'économie. Le système nerveux, en revanche, acquiert une impression-nabilité excessive.

L'excès des viandes, par contre, entre-tient la constipation ; il survient de la pléthore, un tempérament sanguin exa-géré, c'est-à-dire : œil brillant, tête lourde, étourdissements, disposition à l'apoplexie ; la quantité d'urée, d'acide urique, de cholestérine devient trop abon-dante et, alors, ces sels minéraux ne pouvant se dissoudre entièrement, appa-raissent des graviers, des calculs, soit dans les reins (coliques néphrétiques), soit dans le foie (coliques hépatiques), et des dépôts autour des articulations (accès de goutte, tophus goutteux).

Le plus sage est d'éviter les deux extrêmes, c'est-à-dire de manger de la viande convenablement et de joindre au repas des légumes et des fruits.

Là, comme dans tous les actes de la vie, *in medio stat virtus*, la vertu, la sagesse réside dans un juste milieu.

Le bœuf jeune, à peu près engraissé, et dans le bœuf, le filet surtout constituent le mets auquel le Dyspeptique doit donner la préférence.

Dans le mouton, viande saine, savoureuse, on choisit la côtelette ou le gigot rôti, cuit à point.

Le veau est peu nourrissant.

L'agneau convient aux personnes qui ont besoin d'une nourriture peu substantielle.

Le porc frais est lourd, indigeste ; le porc salé et tous les produits de charcuterie, sont dans les mêmes conditions ; tous ces mets doivent être interdits aux Dyspeptiques.

La volaille, la jeune surtout, est tendre, délicate, facile à digérer ; la poularde, le chapon également. Le jeune poulet est de très-facile digestion pour les estomacs faibles et paresseux, il est recommandé aux vieillards.

Les jeunes pigeons sont plus nourrissants que le poulet.

Le dindonneau, le canneton ont de grandes qualités nutritives ; la dinde, même truffée, le canard aux navets ne sont digestibles que pour les bons estomacs.

Le *gibier*, d'un fumet spécial pour chaque espèce, est stimulant, nutritif, mais échauffant et plus difficile à digérer que la viande de boucherie ou la volaille. Il faut laisser le gibier s'attendrir, mais non se corrompre. Un estomac maladif ne peut faire qu'un usage modéré des cailles, des alouettes, des perdreaux, des grives, des bécassines, des faisans, des canards sauvages, des sarcelles, des poules d'eau, des coqs de bruyère, du lapin de garenne, du lièvre, du chevreuil; mais comment les chasseurs, les gourmets, feront-ils pour ne pas en manger en grande quantité?

Les Poissons

Cet aliment est une transition, une sorte de moyen terme entre les viandes, et les légumes et les fruits; il diversifie le régime, il es. moins nourrissant que la viande et plus nourrissant que les produits végétaux.

Le poisson de petite taille, fin, délicat, est très-digestible ; on doit préférer celui qui a vécu dans une eau courante et limpide. Les poissons salés sont très-indigestes. Le Dyspeptique doit rechercher de préférence les goujons, les jeunes truites, les jeunes brochets, les barbeaux, la perche, la carpe, l'éperlan, le merlan, le rouget, l'alose, la sole, la barbue, le turbot, etc. ; il évitera la tanche, l'anguille, l'esturgeon, le saumon, le mulet, le maquereau, la raie, le thon, la morue, etc. Quand on n'a point un bon estomac, il faudra prendre des meilleurs, et même avec grande modération.

Les Coquillages

Les huîtres d'Ostende, de Marennes, etc., du mois d'octobre au mois d'avril, constituent un mets excellent, très-sain, très-délicat, très-digestible; elles doivent être absorbées crues, avec l'eau de mer et le sang qu'elles renferment entre leurs valves; toutefois il ne faut pas les déguster par douzaines comme le font les gourmands : ce serait lourd, pénible pour l'estomac.

Les moules ne doivent jamais figurer sur une table de Dyspeptique; elles sont lourdes, indigestes; il en est de même des écrevisses et du homard, malgré le haut goût que leur donne l'assaisonnement.

Les Légumes

Les légumes, au point de vue de leur constitution, contiennent une proportion infiniment moindre de principes réparateurs, aptes à se transformer en chair. En faire un usage exclusif, est vouloir s'appauvrir le sang, et partant, déterminer, en soi, une langueur de toutes les fonctions de l'économie et un affaiblissement progressif des forces.

Les légumes, pris en abondance, déterminent fréquemment de la Gastralgie, de la Flatulence ; pris en proportion sage, modérée, ils sont utiles à la santé, car en se mêlant aux viandes, ils modifient ce que celles-ci ont de trop tonique, et, variant la nourriture, ils en changent la forme et la saveur. Leurs propriétés nutritives se transforment d'après leur degré de fraicheur et leur mode de préparation.

Les pois verts, fins, jeunes, frais, sont d'une digestion facile ; il en est de même des haricots *verts*, très-jeunes, en cosse ; en *grains*, on devra n'en manger que modérément.

La pomme de terre, moisson souterraine, qui germe et mûrit à l'abri des orages, est, après le blé, la nourricière du pauvre et même du riche, surtout au moment des disettes, si fréquentes autrefois ; c'est un plat justement apprécié par tout le monde. (Honneur ! Mille fois honneur à Parmentier !) Mûre à point, elle renferme une grande quantité de fécule, de matières grasses, de sucre et beaucoup d'eau ; elle facilite la digestion de la viande et modère ses qualités trop stimulantes; frite, elle présente les inconvénients des fritures, et, malgré son odeur appétissante, le Dyspeptique s'en abstiendra; il recherchera par contre la purée au jus de viandes, aliment léger, digestible, et nourrissant entre tous.

Les légumes secs, pois, haricots, lentilles, fèves, sont d'une digestion assez difficile à cause de l'épaisseur de leur épiderme et de la dessication de leur trame celluleuse; il est donc bon de les débarrasser de leurs pellicules, autant que faire se peut, et alors, réduits en purée, avec jus de viandes, ils constituent un aliment assez digestible, dont seul, le Dyspeptique flatulent devra faire un usage très-modéré.

La purée de lentilles, au jus, est laxative et nourrissante; elle convient dans le cas de constipation.

Le riz est plus riche en fécule que les

autres céréales; mais c'est le plus pauvre de tous en principes nourrissants; accompagné de jus de viandes, c'est une nourriture saine, émolliente, adoucissante, substantielle. La moitié, dit-on, du genre humain s'en nourrit: cela peut être pour la Chine et autres pays orientaux; en France, on n'en consomme que modérément.

L'asperge est un légume qui stimule l'appétit. Après son absorption, l'urine sent mauvais, mais une demi-cuillerée à café d'essence de thérébentine, versée dans le vase, fait disparaitre cette odeur fétide, et l'on obtient alors un agréable parfum de violettes.

L'artichaut cru est lourd, indigeste; cuit, il est de facile digestion et assez nourrissant.

La carotte ne doit être permise au

Dyspeptique que jeune, bien cuite, ou réduite en purée.

Le navet est peu digestible ; il fatigue un estomac délicat et sujet aux flatulences.

Le chou est très-indigeste, malgré ses principes savoureux, lorsqu'il entoure une jeune perdrix ; il donne en général de la flatulence, des gaz parfois nauséabonds.

La choucroute est aussi indigeste et excitante.

Le choufleur est plus digestible que le chou vulgaire, et présente, du reste, les mêmes inconvénients. Le chou de Bruxelles se digère assez bien, mais il faut en manger très-peu.

Le champignon est nourrissant, mais de digestion difficile ; donc en faire un usage très-modéré. Je ne parle point des nombreux empoisonnements qui arrivent tous les jours ; aux amateurs d'aviser et de choisir les champignons de couche, moins agréables que ceux des champs et des bois, mais plus sûrs.

Les truffes sont très-indigestes ; leur arome fin et délicat communique aux viandes auxquelles elles sont associées, un parfum qui stimule l'appétit et augmente la puissance des facultés digestives.

Légumes herbacés

Ils sont formés d'un tissu spongieux et de fibres ligneuses, presque absolument indigestes; bien cuits, bien préparés, ce sont des aliments qui se digèrent très-bien, quoiqu'ils soient peu nourrissants; ils aident à la dissolution des éléments réparateurs de la viande, et en tempèrent l'action trop nutritive. Le Dyspeptique doit s'abstenir de salades, cresson, chicorée. La laitue cuite perd son goût véreux et convient aux maladies de l'estomac. La chicorée hachée, cuite et apprêtée au jus, est également digestible et rafraichissante. Le cresson est lourd et n'a pas, comme on le croit vulgairement, d'action spéciale contre la phtisie. Les épinards sont très-digestibles, mais très-peu nourrissants : ils doivent être recommandés aux personnes sujettes à la constipation. L'oseille est excitante, mais provoque, par un usage trop abondant, trop prolongé, la gravelle jaune d'oxalate de chaux.

Les Fruits

Les fruits plaisent à tout le monde par leur fraîcheur, leur aspect agréable, leur saveur sucrée ; ils sont très-riches en sucs aqueux, mais pauvres en principes nutritifs ; très-mûrs, ils sont favorables à la santé, surtout pendant les chaleurs de l'été ; ils neutralisent, en partie, l'action trop stimulante de la viande, du vin, des liqueurs ; pris en grande abondance, ils provoquent facilement la diarrhée, surtout chez les enfants qui, en général, en sont très-friands.

Les fruits acides, comme l'orange si généralement aimée à cause de son acidité, ainsi que la grenade, la groseille, sont tolérés ; il faut enlever ou rejeter les pellicules et les graines que ces fruits contiennent ; le citron sert à préparer les limonades, les sorbets, certains aliments, certaines sauces. Les *fruits acidulés* ont une saveur aigrelette, sucrée, et un arome agréable ; ils sont bien digérés, surtout lorsqu'ils sont mêlés à du sucre, ou relevés par un peu de bon vin ou de liqueur. Ils aident à l'action des Eaux de Vichy ; grâce à eux, la bile, l'urine, deviennent moins acides et peuvent même offrir une réaction alcaline. La cerise se digère assez bien ; la framboise, la fraise, bien mûres et assaisonnées de sucre et de vin généreux, sont parfaitement acceptées du Dyspeptique, ainsi que la pêche, le plus savoureux des fruits. Le Dyspeptique fera usage, avec modération, de l'abricot, de la pomme ; les poires, surtout fondantes, tiennent le premier rang, entre tous nos fruits, par leurs sucs, leur saveur sucrée, leur parfum, la mollesse succulente de leur chair.

Parmi les fruits sucrés, le raisin frais vient en première ligne pour sa saveur, sa digestibilité ; il est parfois laxatif ; on doit éliminer les graines, les pépins, les pellicules durcies surtout par la dessication.

La figue *fraîche* se digère assez bien, ainsi que la prune de Reine-Claude, de Mirabelle, et les pruneaux pris dans les mêmes conditions.

La châtaigne et le marron, très-riches en fécule, doivent être mangés en petite quantité.

Les fruits huileux, tels qu'amandes, noix, noisettes, olives, surtout à l'état sec, ne peuvent convenir aux Dyspeptiques.

Le Pain

Le Pain est l'aliment le plus universellement répandu ; l'homme ne s'en lasse jamais. Ses qualités dépendent du choix du froment employé, de l'eau qui a servi à l'hydratation, de la perfection du pétrissage et du ferment, de la façon dont la pâte a été manipulée, enfin de la cuisson.

Pour être de bonne qualité, il doit être blanc, bien levé, léger, d'odeur agréable ; il faut que la mie soit homogène, élastique, pourvue d'yeux assez grands dans toutes ses parties ; la croûte sera jaune, dorée, sonore à la percussion, partout adhérente à la mie.

Le Pain peu cuit est indigeste, surtout s'il est chaud et frais ; un peu rassis, il se digère mieux ; trop rassis, il est peu digestible, car la croûte trop dure échappe à la mastication, surtout chez le vieillard, qui sait bien le remarquer, ou chez le glouton qui ne donne pas à la salive le temps d'agir, de transformer la fécule en glycose, et de préluder à la digestion.

Les Pâtisseries

Les Pâtisseries sont lourdes, d'une digestion difficile, et doivent être interdites aux Dyspeptiques, qui en éprouvent bientôt de la pesanteur, des renvois acides, nidoreux et une diminution de l'appétit.

Les biscuits de Reims ou de Savoie,
au naturel, dépourvus de raisins et de
pistaches, sont assez digestibles, surtout
trempés dans un vin tonique et réparateur; il en est de même pour toutes ces
petites pâtisseries sèches, de forme variée, que l'on prend d'habitude avec le
thé, dans les soirées de famille; de même
encore pour le baba, le savarin, la pâ-
tisserie feuilletée, la brioche refroidie et
bien cuite. Le Dyspeptique s'abstiendra
de tartres aux fruits ou à la crême, de
beignets aux fruits, de pâtés incomplé-
tement cuits, imprégnés de graisse,
surchargés d'épices et bardés de lard;
avec ces derniers mets, il y a toujours
lourdeur, pesanteur, et parfois indigestion.

Les Boissons

Les personnes atteintes de maladies d'estomac (les Dyspeptiques) aux renvois acides ou nidoreux, et celles qui souffrent de maladies d'intestins, accompagnant souvent les affections de l'estomac, feront usage d'eau parfaitement pure, limpide, bien aérée, légère, sans odeur, d'une saveur fraiche et agréable. L'eau est la boisson par excellence du genre humain ; elle facilite l'accomplissement de toutes les fonctions digestives, surtout chez les tempéraments sanguins, nerveux, hépatiques, hémorrhoïdiens, goutteux. Prise en trop grande quantité, elle délaye trop et affaiblit, avec excès, le suc gastrique ; le travail de la digestion en est ralenti.

Si l'organisme est affaibli, s'il y a anémie, chlorose, en un mot, pauvreté de sang, pour remédier à cet inconvénient, il faudra faire usage de vin coupé d'eau, suivant l'âge, le sexe et les besoins.

A défaut d'eau potable, l'usage des eaux minérales, surtout dans les villes, tend de plus en plus à se généraliser; car comment, avec les filtres publics ou domestiques, éliminer des eaux de rivières ou de fleuves tout ce qu'elles contiennent de matière insalubres, malfaisantes, pestilentielles! Il faut alors se procurer des eaux minérales naturelles, comme Condillac, Saint-Galmier, Chatel-don, Saint-Alban, Saint-Pardoux, Vichy, Vals. Le gaz acide carbonique s'y trouvant à l'état de solution, ces eaux moussent, pétillent, lorsqu'on débouche la bouteille, et aident à la digestion en flattant agréablement le palais. On les évitera dans les cas de flatulence.

Le Vin

La meilleure de toutes les boissons fermentées est le Vin ; il nous vient du patriarche Noë, c'est-à-dire qu'il date presque du commencement du Monde ; mais s'est-il conservé aussi pur qu'en ce temps-là ? Nous sommes forcés d'en douter ; donc il faudra faire un choix judicieux dans la provision destinée à la cave. La composition chimique et les qualités du vin dépendent de la provenance, du crû, du soin qui préside à la fabrication, des soins ultérieurs, etc., etc.

Ne nous occupons que du Vin non falsifié, du *bon Vin*. Il doit ses qualités hygiéniques aux heureuses proportions dans lesquelles se groupent ses divers éléments constitutifs. L'alcool, dans la proportion de *10* à *12* pour 100, agit sur l'estomac et le système nerveux ; les acides et le tanin tempèrent modérément l'action de l'alcool ; le tanin et les matières colorantes constituent un excellent tonique amer pour l'estomac qui est stimulé par l'arome et le bouquet. La digestion est favorisée, le cerveau excité, les forces relevées, un sentiment de bien-être général porte à l'expansion.

Les Vins nouveaux sont lourds : ils donnent des renvois et des coliques ; les Vins vieux sont plus digestibles, plus moelleux, moins spiritueux ; l'arome en est plus fin, il stimule doucement toute l'économie.

Les crûs de Bordeaux et de Bourgogne sont les mieux adaptés aux besoins du Dyspeptique.

Le Bordeaux a moins d'alcool et plus de tanin que le Bourgogne, il est donc moins excitant, moins capiteux, mais plus froid à l'estomac; son bouquet est fin et agréable, il convient aux Dyspeptiques.

Le Bourgogne est plus chaud, plus stimulant, plus capiteux que le Bordeaux; il est préférable pour le Dyspeptique à constitution molle, lymphatique, à digestions lentes et laborieuses. Il doit être repoussé par le malade qui a des aigreurs, de la Pyrosis, de la Gastralgie.

Les Vins blancs stimulent le système nerveux et ne sont point toniques; ils doivent être défendus aux Dyspeptiques. Il en est de même du Champagne saturé d'acide carbonique. Le Marsala, le Madère, à la fin du repas, peuvent être utilisés chez les sujets lymphatiques et chlorotiques. Les Vins sucrés de Malaga, de Lunel, de Malvoisie ne conviennent point aux personnes atteintes d'aigreurs ou de Gastralgie ; ils sont surtout nuisibles aux Diabétiques, comme je l'ai démontré dans mon livre intitulé : *Du Diabète sucré*, au chapitre Boissons, page 177.

La Bière

Cette boisson est recherchée des gens du Nord, ce qui n'empêche pas sa consommation d'être considérable dans les contrées où il y a du vin en abondance. Dans le Nord, elle sert de vin même aux repas ; dans les pays où se cultive la vigne, la bière, en mangeant, donnerait des indigestions ; il en serait de même du cidre et du poiré ; cet inconvénient n'arriverait pas aux gens du Nord buvant du vin, au lieu de bière ou de cidre ;

donc le vin, de beaucoup, est préférable, surtout pour le Dyspeptique. La bière, du reste, est aujourd'hui de mauvaise composition : tout y entre, malheureusement, comme dans beaucoup de vins ; mais le vomissement, la pesanteur d'estomac, la céphalalgie sont plus fréquentes chez les buveurs de bière que chez les buveurs de vin, à dose égale s'entend.

Les Liqueurs

Le Dyspeptique, avec aigreurs et irritation de l'estomac, doit surtout s'abstenir de liqueurs fortes, de cognac, de rhum, de kirsch ; c'est à peine si on peut les tolérer, et en petite quantité, après

un repas copieux pour faciliter la digestion ; dans ce cas encore, il vaut mieux
se priver de cet agrément, ou choisir
l'*anisette* pour combattre la flatulence,
le curaçao, qui doit ses propriétés à la
macération d'écorces d'oranges amères,
l'*élixir de Garus*, tonique, digestif, la
chartreuse, qui est douée d'une grande
puissance de calorification et de stimulation, diffusible surtout dans les cas de
maux de tête, de défaillance. L'Eau de
Mélisse des Carmes, ordonnée journel-
lement par le Médecin, a des propriétés
analogues, mais plus faibles.

Prises en petite quantité, les boissons
alcooliques occasionnent une douce chaleur, stimulent la muqueuse de l'estomac
et favorisent la digestion ; prises en excès,
elles irritent la muqueuse gastrique,
s'acidifient, occasionnent une rougeur
habituelle, des épaississements, des in-

durations, surtout vers le pylore (D), qui peuvent se transformer en cancer.

Des douleurs gastriques, des crampes d'estomac, des vomissements muqueux, pituiteux, apparaissent avec des aigreurs, des renvois acides, de la pyrosis. Des troubles généraux de l'intelligence et des membres, le *delirium tremens*, se montrent chez les buveurs de vin blanc et d'absinthe dès le matin.

Le Thé

Boisson aromatique, répandue dans le monde entier, le thé est apprécié surtout après le repas, pour remplacer le café, dans les soirées amicales, où sont admises les personnes bien élevées ; les

gens du peuple le prennent comme tisane pour faciliter la digestion.

Le Thé *noir* doit être préféré par le
Dyspeptique, à cause de la douce sensation qu'il produit dans l'estomac. Le Thé
vert excite, stimule le système nerveux
et porte à l'insomnie.

En général, l'un et l'autre produisent
des effets immédiats : sensation de chaleur sur la muqueuse gastrique, augmentation de la puissance digestive; par
suite, sentiment de bien-être et augmentation d'énergie vitale.

Le Thé est excellent pour les personnes
âgées et pour celles dont la digestion est
lente et laborieuse, surtout après un
excès de table ou de veilles prolongées ;
son absorption ranime le système nerveux, excite l'estomac, favorise l'élaboration des aliments.

Café

Le Café est encore plus répandu que le Thé dans presque toutes les nations, ou, pour mieux dire, dans l'Univers entier. Il est doué d'une saveur très-agréable, qui varie cependant selon sa préparation et sa température. L'abus de cette précieuse boisson est, comme tous les abus, préjudiciable, si surtout l'estomac est vide ou trop plein. Pris à jeûn, ou bien le soir trop tard, il occasionne des tiraillements, provoque une sensation de faim, excite le système nerveux et cause une insomnie remarquée par un très-grand nombre de personnes. Bien préparé, selon les règles de l'art, le café

exhale une suave vapeur, que le gourmet hume avec délices. A son contact,
l'estomac sent renaitre la chaleur, l'éner·
gie ; la chymification se fait plus prompte
et plus facile ; cette action tonique,
stimulante est très-favorable à la diges·
tion. Le Café donne un coup de fouet à
l'intelligence engourdie; de là, la passion
qu'ont pour lui les savants, les artistes
et les poètes, qui lui attribuent l'étincelle
de leur génie, l'inspiration, leur activité
intellectuelle. Les vieillards croient, dans
l'absorption de cette liqueur, retrouver
leur sensibilité émoussée et leur conscience de la vie.

Le Dyspeptique, à digestions pares-
seuses, longues, pénibles, molles, sans
énergie, sans ressort, doit en faire usage
modérément ; mais celui qui est atteint
de gastralgie, de gastrite, d'aigreurs,
doit s'en abstenir absolument.

Avec l'abus du café, les palpitations de cœur souvent apparaissent.

Le Lait

Doit-il rentrer, être classé dans *les boissons* ou dans les aliments? Il tient de l'un et de l'autre, on le boit ou on le mange, suivant ses préparations.

Le Lait a été notre première nourriture, celle de notre enfance, celle que la Nature prévoyante nous a donnée toute préparée ; il ne faut pas en conclure qu'elle est toujours bonne, toujours suffisante, car, hélas ! nous vieillissons, et ce qui était excellent lors de nos premiers jours, devient parfois mauvais, nuisible ou insuffisant plus tard ; cet aliment, digestif par excellence, en convient souvent plus à notre muqueuse stomacale émoussée par des aliments de haut goût ; il n'exerce plus une stimulation suffisante ; souvent le Dyspeptique le digère très-difficilement.

Voyons sa composition : c'est une émulsion mucilagineuse de substances caséeuses et albumineuses, de matières sucrées et de sels, dans laquelle nagent des globules de matières grasses. Abandonné à lui-même, il se sépare en trois parties: 1° la crême à sa surface (beurre); 2° le caseum (fromage), grumeaux blanchâtres ; 3° enfin le petit lait, le sérum, blanc jaunâtre ou opalain, ayant en dissolution matières salines, sucre de lait.

Le Dyspeptique, suivant les caprices, les susceptibilités de son estomac, digère le lait plus ou moins bien ; plusieurs ne peuvent le supporter et le rejettent obstinément ; celui qui vient *d'être trait* est habituellement le mieux digéré ; cependant il détermine, chez le Gastralgique, de la pesanteur, de la lourdeur, du ballonnement, des borborygmes ; froid, il occasionne fréquemment la diarrhée. Pour rendre la digestion plus facile, il faut le relever par le sucre, le sel, le pain, le jaune d'œuf ; en un mot, le lait est diversement supporté : au malade d'examiner, avec soin, la tolérance de son estomac à cet égard ; lui seul peut juger, en pleine connaissance de cause, l'action du lait sur cet organe. Aujourd'hui, il est à la mode ; on condamne le malade, dans une foule de cas pathologiques, à la diète lactée.

Le Lait contient les mêmes éléments chez les différents animaux ; mais ces éléments sont en proportion variable et doués de propriétés diverses.

Le Lait de vache est le plus usuel de tous.

Le Lait d'ânesse a l'odeur, la saveur et les propriétés du lait de femme; peu nourrissant, il est cependant le mieux digéré par le Dyspeptique, surtout si l'on a soin de le mélanger avec un peu de rhum.

Le Lait de chèvre est plus riche que celui de vache en substances grasses et en sucre ; il a une odeur et une saveur hircines caractéristiques; il possède, à un haut degré, la vertu astringente et tonique. Les gens de la campagne et même de la ville le regardent comme un remède contre les maladies de poitrine.

Le Lait de brebis est le plus riche de

tous ; son odeur est spéciale ; il est très-nourrissant.

Le Petit-Lait est d'une digestion plus facile que le lait, et possède des propriétés purgatives.

Le Café au lait est non-seulement le déjeuner de la femme, mais celui de toute la famille dans les grandes villes, dans les petites villes et dans les hameaux maintenant. C'est un aliment peu coûteux, très-promptement et très-facilement préparé. Le médecin a beaucoup crié contre lui, mais certainement à tort, car j'ai remarqué qu'un très-grand nombre de personnes s'en trouvent bien. La privation du café, occasionnée par le blocus continental, sous Napoléon Ier, a été cause de nombreuses morts. La dépréciation dont le café au lait a été l'objet, vient de la mauvaise qualité de cet aliment, trop souvent mêlé à la chicorée, et surtout du lait vendu au coin de la rue et plusieurs fois falsifié pendant le trajet du vendeur.

Avis au mangeur de café au lait: qu'il veille, qu'il analyse son lait, qu'il le prenne pur, naturel, d'une vache saine, et son estomac ne sera plus trompé: il sera, au contraire, satisfait, nourri et délivré des diarrhées que détermine souvent l'usage du mauvais lait.

Chocolat au lait. Ici encore on se récrie, on trouve cet aliment lourd, peu digestif; la faute en est aux falsifications et du lait frelaté et du chocolat de qualité inférieure ; ayez de bon lait, de bon chocolat, achetés dans des maisons sûres, et vous aurez un premier déjeuner excellent, quoique un peu froid. Il faut se pourvoir d'un chocolat aromatisé à la vanille, car le chocolat, étant un aliment gras, a besoin d'aromates qui stimulent l'estomac et le disposent à bien digérer. On peut encore préparer cet aliment à l'eau, si le Dyspeptique ne peut supporter le laitage.

Fromages

Ce produit, si grandement répandu, doit faire suite à l'article lait, auquel il se rattache ; ses variétés, son odeur dépendent de la nature du lait employé, de la proportion de crême qu'il contient, et du mode de fabrication. En général, les fromages sont d'une digestion difficile pour les Dyspeptiques ; ils contiennent trop de matières grasses, qui produisent des acides gras en excès ; la muqueuse gastrique en est vivement stimulée et souvent, par son haut goût, le fromage produit de la chaleur,, de la pyrosis, de la flatulence. D'un autre côté, la salive, le suc gastrique, la bile, le suc pancréatique sont sécrétés en plus grande abondance et facilitent la digestion ; donc le Dyspeptique, dont la digestion est lente et pénible, fera bien d'en user, mais avec modération ; il prendra de préférence la crème fouettée, aliment doux et rafraîchissant, le fromage frais à la crème, à la pie de Neufchâtel assaisonnée de sucre ou de sel, et mieux encore les fromages de Brie, de Marolles, de Livarot, de Camember, qui, par leur fermentation, leur odeur, leur saveur, excitent davantage l'estomac.

Les fromages de Gruyère, de Hollande et de Chester sont d'une digestion difficile.

Les plus stimulants de tous sont le Sassenage, le Roquefort, grâce aux divers assaisonnements qui les accompagnent; le Dyspeptique peut en souffrir.

En général, les fromages sont d'une digestion difficile; cela tient à ce qu'ils contiennent trop d'acides gras, excitant trop vivement la muqueuse de l'estomac.

DEUXIÈME PARTIE

MALADIES DES INTESTINS

INTRODUCTION

Ma première pensée a été de séparer les maladies de l'Intestin des maladies de l'Estomac, et de faire deux petits volumes distincts, mais en comparant les deux affections, j'ai reconnu qu'il m'était impossible de scinder cet

ouvrage, à cause de l'enchaînement naturel
que l'on remarque dans toutes les parties du
tube digestif, commençant à la bouche et
finissant à l'anus. Les actions chimiques con-
tinuent, variées, concordant entre elles, et
s'enchaînant les unes les autres, comme des
ouvriers différents, s'occupant d'un même
travail.

Il n'y a pas que la Dyspepsie gastrique,
qu'une seule digestion dans l'économie humaine ; il faut lui adjoindre la digestion intestinale, pancréatique, biliaire ; ces quatre organes
ne sauraient être séparés, disjoints, sans de
graves préjudices ; il ne peut y avoir que des
Dyspepsies de même ordre, quel que soit l'organe où le suc digestif se trouve en défaut. La
même réflexion s'applique à la faculté d'absorption, corollaire de l'opération digestive.

Bien souvent, je répéterai ces mêmes idées,
ces mêmes observations dans les chapitres
suivants : le Lecteur me saura gré, j'espère, de

ne pas lui parler de l'Entérorrhagie, de la Perforation, de la Rupture de l'Intestin, du Retrécissement de l'Intestin, de l'Étranglement interne, de l'Invagination de l'Intestin, du Cancer de l'Intestin, etc., etc.

Gastro-Entérite

Définition

Cette maladie consiste dans l'inflammation simultanée, ou au moins consécutive, de la membrane muqueuse de l'estomac et de la membrane muqueuse de l'intestin. Les symptômes de cette double affection se compliquent, s'aggravent, se modifient mutuellement.

Il y a transition ou mieux continuité des deux phlegmasies qui, alors, ne font qu'une ; d'où le nom générique de Gastro-Entérite.

Elles ont, en général, les mêmes causes, les mêmes symptômes, et à peu près la même médication ; elles demandent les mêmes soins ; le siège seul du mal diffère ; c'est un chemin commun entre deux voisins unis pour une bonne digestion, une bonne absorption, une bonne réparation de l'économie, de la vie active, avec communauté d'idées et d'action pour éviter le mal qui pourrait leur arriver.

Quelques auteurs ont nié cette maladie, mais il est impossible de ne pas la reconnaitre dans un grand nombre de cas pathologiques.

Symptômes

Du côté de l'estomac, il y a de l'anorexie, des nausées, des vomissements bilieux plus ou moins répétés, de la douleur épigastrique. Du côté de l'intestin, quelques coliques, de la diarrhée, des douleurs de ventre. Dans les deux cas, on remarque des symptômes généraux, comme une légère accélération du pouls, un peu de chaleur et parfois de la céphalalgie ; on voit dans ces symptômes la similitude de la Gastrite et de l'Entérite.

Les lésions anatomiques sont encore les mêmes ; on trouve dans les deux maladies des ulcères, des ulcérations

graves ou simplement des points aph-
teux comme dans la bouche.

Il est rare que les sujets atteints d'une
véritable Gastralgie, autre affection de
l'estomac, n'éprouvent pas, en même
temps, quelques symptômes nerveux
du côté des Intestins; le Praticien est
donc forcé de suivre attentivement cette
transition, à cause de la relation des
deux organes, au point de vue médical.

Voyons maintenant l'anatomie, la
digestion, l'absorption des intestins, le
rôle du suc intestinal, *du mucus*, des
gaz. La série des maladies intestinales
suivra ces notions préliminaires.

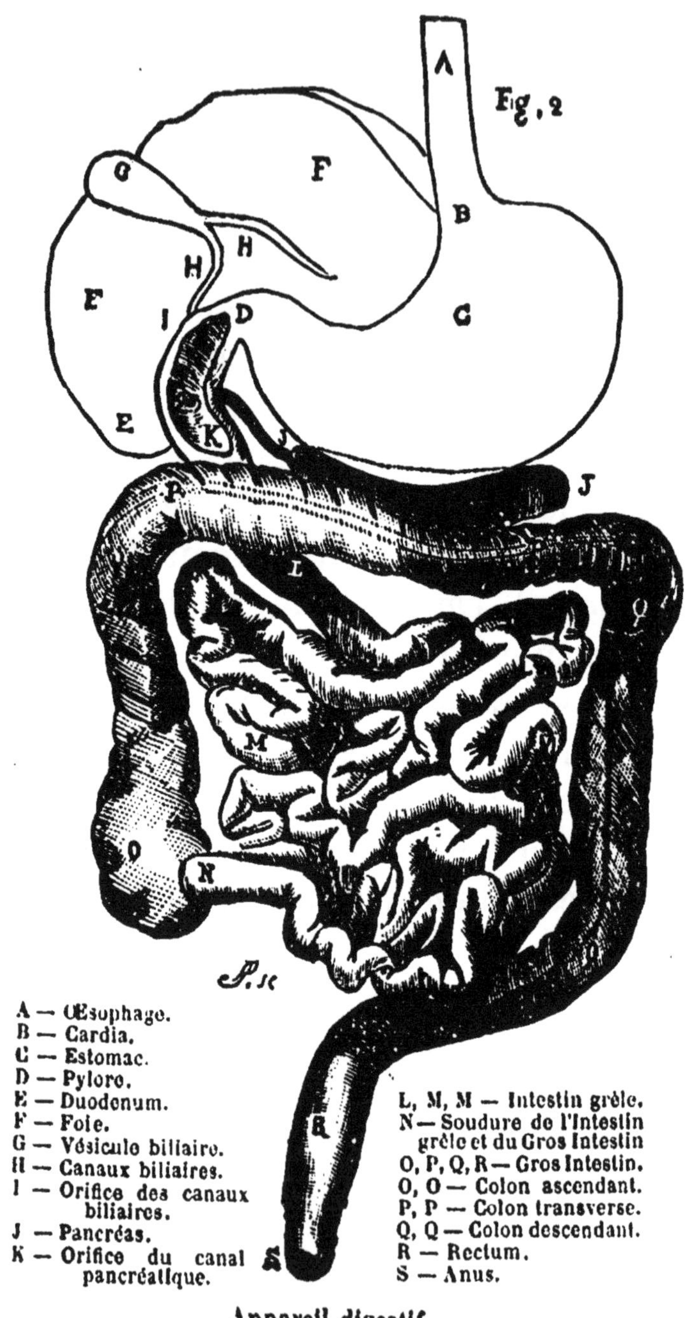

A — Œsophage.
B — Cardia.
C — Estomac.
D — Pylore.
E — Duodenum.
F — Foie.
G — Vésicule biliaire.
H — Canaux biliaires.
I — Orifice des canaux biliaires.
J — Pancréas.
K — Orifice du canal pancréatique.

L, M, M — Intestin grêle.
N — Soudure de l'Intestin grêle et du Gros Intestin.
O, P, Q, R — Gros Intestin.
O, O — Colon ascendant.
P, P — Colon transverse.
Q, Q — Colon descendant.
R — Rectum.
S — Anus.

Appareil digestif.

Anatomie de l'Intestin

Dans la première partie de ce livre, nous avons abandonné le bol alimentaire, réfractaire à la salive, au suc gastrique, au moment où, devenu chyme, il descendait, imprégné de bile, de suc pancréatique, dans le duodenum (E.K), première partie de l'intestin. Nous reprenons ce *chyme*, descendu dans l'intestin grêle ou petit intestin (L.M.M.N) qui roule ses replis, comme un immense serpent, remplissant tout le ventre.

Ce *chyme* devient alors *chyle*, liquide

nourricier qui est absorbé par les vaisseaux chylifères et va se mêler au
sang. Le résidu s'engage ensuite dans
le gros intestin (O.P.Q.R), temporaire-
ment, pour s'accumuler dans l'S iliaque
ainsi appelé par la forme que prend
l'intestin, en cet endroit, et sortir par
l'anus, dernière partie du tube digestif.

Le petit intestin (L.M.M) est soudé
au gros intestin (O.P.Q.R) au point (N)
valvule de Bauhin ; il est beaucoup
moins gros, mais beaucoup plus long.
Cette valvule de Bauhin consiste en
une soupape s'ouvrant du petit intestin
(N) au gros intestin (O), par conséquent,
tout médicament, tout lavement ve-
nant de l'anus, de O à N, ne peut
franchir l'obstacle (N). Le gros intestin
profite de l'irrigation, de la nutrition
par l'anus, des laxatifs inférieurs. Le
malade qui veut se purger a donc tort

de croire à l'efficacité complète du lavement ; le petit intestin n'est point excité
par lui et reste inerte ; l'S iliaque, le
gros intestin se nettoient seuls ; il faut
donc, si l'on veut se purger réellement,
prendre le médicament par la bouche
et tout le tube digestif se trouve alors
lessivé.

Revenons à l'anatomie. Le gros intestin, le colon ascendant, monte d'abord
de la hanche droite au flanc droit (O.O),
puis il passe en travers, de droite à gauche (P.P), et prend le nom de Colon
transverse; il descend ensuite dans la
hanche gauche (Q.Q), et s'appelle alors
Colon descendant. Arrivé dans le bassin, le rectum (R) situé en arrière de la
vessie chez l'homme, de la vessie et de
la matrice chez la femme, il vient aboutir à l'anus (S). Là se termine le tube
digestif et la marche du bol alimentaire

utile à l'économie ; il ne reste plus que les scories, les matériaux inutiles sinon nuisibles, à la machine humaine. En cet endroit l'anneau musculaire, le sphyncter, portier rigide et iidèle, les laisse sortir selon notre volonté, dans l'état sain du corps humain.

En résumé, le pylore (D) ferme l'estomac ; à sa suite viennent les boyaux, long tube membraneux de 7 m. 50 de longueur, divisé en trois parties précitées.

1° *Duodenum*, ou second estomac, car, en lui s'opère la seconde phase de la digestion, c'est-à-dire celle des aliments féculents, sucrés, des matières grasses.

2° Intestin grêle ou petit intestin, long de 6 mètres ; en lui circule lentement le *chyle*, résultat de la digestion stomacale et duodénale.

3° Le Colon ascendant, transverse,

descendant, deux fois plus volumineux que l'intestin grêle; il a 1 mètre 25 de longueur.

Nous retrouvons, dans la structure de l'intestin, les trois membranes constitutives de l'estomac superposées et accolées ; la membrane extérieure visqueuse, apte au glissement des divers plis du tube intestinal les uns contre les autres ; la membrane musculaire, faisant cheminer doucement la bouillie chyleuse dans toute la longueur des intestins, comme celle de l'estomac, tournant, renversant, en tout sens, les premiers aliments ; une membrane interne muqueuse qui présente un très-grand nombre de petits replis flottants ; ces replis augmentent la surface d'absorption du chyle ; ce sont de ses pèces de poêles, à bouches béantes, par lesquelles les vaisseaux chylifères sucent et aspirent le chyle, pour le déverser dans la veine Cave où il se mêle au sang, se rendant au cœur pour réparer les pertes incessantes de l'économie. La muqueuse de l'estomac aspire, suce aussi le chyme qu'elle peut absorber pour la réparation du sang.

Outre les chylifères, l'intestin, comme l'estomac, est enveloppé d'un très-grand nombre de veines qui se ramifient dans l'épaisseur de la membrane interne, et y forment un réseau à mailles très-fines, s'abouchant, se soudant, se remplissant ensemble. Au moyen de ce plexus, les veines apportent aux innombrables glandules, répandues dans l'épaisseur de la muqueuse intestinale, tous les matériaux vieillis, usés; tout ce qui rend le sang impur; là, les glandules s'emparent de toutes ces saletés et fabriquent, avec elles, du suc intestinal, indispensable à la digestion de l'intestin.

Les nerfs émanent du plexus gastrique, se ramifient dans toutes les parties de l'intestin, et établissent, entre l'estomac et le tube intestinal et les autres organes, cette solidarité d'action, de bien-être ou de souffrance, dont j'ai parlé dans la première partie de ce livre.

On voit que l'intestin digère comme l'estomac, mais en second lieu ; c'est un ouvrier secondaire, mais indispensable ; sans lui, l'édifice ne serait pas parfait ; sans lui le corps humain, ce grand palais de la nature, ne pourrait résister aux orages, aux tempêtes de la vie.

Absorption

Nous connaissons l'estomac, nous

connaissons l'intestin ; deux mots sur l'absorption naturelle de ces organes qui, en somme, ne font qu'un ; ce sont des ouvriers travaillant sur des chantiers différents, ayant chacun son but, mais concourant avec ardeur à la même fin, c'est-à-dire à la conservation de notre être, si fréquemment attaqué.

Ainsi que je l'ai déjà dit, l'homme se nourrit comme l'arbre, comme la plante; ceux-ci puisent leur nourriture par le chevelu de leurs racines; ils aspirent l'eau, les sucs nourriciers que la terre végétale renferme; ces principes passent dans les racines, puis dans le tronc, dans la tige, et portent enfin la nourriture et la vie dans l'arbre tout entier. L'homme, après chaque digestion, absorbe par l'estomac et le tube intestinal de l'eau, des aliments réparateurs ; il a dans ces deux organes d'innombrables racines, enveloppant, de leur chevelu microscopique, tous les principes nutritifs ingérés, pour tirer de cette espèce de magma animal tout ce qui est utile, nécessaire à la nutrition. Ce nécessaire, c'est d'abord le *chyme* dans l'estomac, puis le *chyle* dans l'intestin ; les innombrables racines aspirantes, dans les intestins, sont les *chylifères* qui déversent, dans la veine Cave, tout ce qui a été absorbé au moment où celle-ci ramène au cœur le sang qui a circulé, pour les nourrir, dans toutes les parties du corps. Ce sang épuisé, usé, au retour de son voyage inextricable à travers les veines, les veinules, se réforme avec le *chyme*, le *chyle*, produits nouveaux, pleins de vie, et recommence, voyageur infatigable, sous l'impulsion du cœur, un nouveau tour de l'être humain.

Suc intestinal, son Action chimique

—

Action du Mucus, des Gaz

Après quelques développements donnés à la salive, au suc gastrique, à la bile, au suc pancréatique, dans les chapitres consacrés à l'action de ces sucs sur la digestion, je renvoyais le suc intestinal aux maladies des intestins; je vais donc en dire quelques mots.

Le suc intestinal est sécrété par une multitude de petites glandes logées dans le petit Intestin, et destinées, par la nature, à extraire du sang veineux de la membrane muqueuse, les matériaux usés, les détritus, les humeurs, et à les transformer, à les purifier, à les rendre enfin propres à la nutrition.

Ce suc alcalin, limpide, incolore, émulsionne les matières grasses, et rend nutritifs tous les produits réparateurs qui n'ont pas été atteints par la salive, le suc gastrique, la bile, le suc pancréatique; c'est, en un mot, l'ouvrier qui finit, achève, perfectionne le grand acte de la digestion, et partant, de la nutrition.

De même que la muqueuse gastrique a son mucus, de même la muqueuse intestinale a le sien, qui la protége contre les rugosités et l'âcreté des aliments ingérés, et lui aide à faire cheminer la bouillie chyleuse en la lubréfiant.

Les gaz qui proviennent des phénomènes chimiques de la digestion, faci-

litent la progression de la bouillie chyleuse, en maint..nant toujours béant le
tube qu'elle doit parcourir; s'ils sont
trop abondants, on perçoit des gargouil·
lements, des bouillonnements du ventre;
nous avons remarqué les mêmes effets
dans l'estomac, surtout à l'article Flatulence.

Digestion intestinale

Le *chyme* ayant traversé le pylore (D),
après les actions chimiques des sucs
précédents, descend successivement,
avons-nous dit, dans le duodenum (E);
alors, cette bouillie gris-rougeâtre, acide,
renferme des matières réparatrices,
viandes, poissons, jus, fromages, œufs,

gluten du pain, de l'albumine, de la graisse, du beurre, des huiles, des légumes farineux, des légumes herbacés, des racines alimentaires, des pellicules, des parties corticales, des pelures, des pépins de fruits, les membranes diverses de la viande, enfin toutes choses sans nom, réfractaires à la salive, au suc gastrique, au suc pancréatique, à la bile. Le suc intestinal se mêle à tout cela; alors les constrictions de la membrane musculaire de l'intestin le tournent, le retournent, le malaxent et le font cheminer doucement tout le long du tube digestif.

Au milieu de ce travail confus, en apparence, commence la digestion intestinale qui est plus lente, plus longue que la digestion stomacale ; ce n'est qu'après vingt-quatre heures, trente-six heures et même quarante-huit heures, à partir du repas, que les aliments ont abandonné tous leurs principes nutritifs, et que le résidu en est rejeté par les selles. Dans cet espace de temps, un produit nouveau s'est formé : le *chyle*, liquide alcalin, semblable à du lait, blanchâtre, rose, opaque, salé, d'odeur fade, nauséeuse ; au microscope, on y voit nager une innombrable quantité de petits globules blancs, analogues à ceux du sang. C'est en effet du sang, moins la couleur rouge ; il renferme les mêmes principes fortifiants.

Le chyle est le résultat définitif et le produit ultime de la digestion de tous les aliments ; il en est l'extrait, la quintescence.

Constipation

—

Définition

La constipation consiste dans la rareté et la difficulté de la défécation ; cette rareté et cette difficulté sont relatives : tel individu, ayant l'habitude d'aller plusieurs fois à la garde robe en vingt-quatre heures et n'y allant qu'une fois toutes les vingt-quatre heures ou quarante-huit heures, sera *constipé* ; tel autre sera relâché s'il avait l'habitude de n'aller à la garde robe que tous les trois, quatre, six, huit jours et s'il y va une fois ou deux tous les jours. C'est au médecin qu'il appartient de connaître les habitudes du sujet et de le guider, car il peut survenir des accidents divers graves, à la suite de l'irrégularité de cet acte fonctionnel troublé.

Causes

Les causes *prédisposantes* sont le tempérament nerveux, l'âge avancé, la vie sédentaire, le sexe féminin, la grossesse, les déviations de l'utérus. Les causes *occasionnelles* les plus généralement admises, sont : l'usage des viandes noires, des aliments échauffants, des liqueurs alcooliques ou bien un régime trop sévère et surtout l'habitude de n'aller à la garde robe que longtemps après que le besoin s'en est fait sentir ; peu à peu l'intestin s'habitue à résister à ce besoin et la conséquence est une constipation opiniâtre. Revenons un peu sur ces causes *occasionnelles* et *prédisposantes*.

Chez le vieillard, les années ont altéré les fonctions intestinales comme toutes les autres fonctions de la vie ; alors la défécation se fait mal ainsi que la digestion, l'évacuation de l'urine ; les fibres musculaires agissent avec moins d'énergie, de vigueur ; il y a une sorte d'inertie, de paralysie sénile ; le bol excrémentitiel ne trouve plus assez de force, de puissance, pour être expulsé, et il forme des agglomérations de matières fécales au-dessus du rectum, du sphincter de l'anus, surtout dans l'S iliaque ; on sent parfaitement, avec le doigt, ces agglomérations sous forme de tumeur.

Il ne faut point en conclure, cependant, d'une manière absolue, que tous les vieillards soient constipés, certains d'entre eux ont des selles parfaites, tandis que des personnes jeunes éprouvent un grand embarras à se débarrasser du résidu de la digestion ; ce sont alors des exceptions dues à un tempérament particulier.

La femme est plus prédisposée que l'homme à la constipation ; cela tient à sa vie, en général, sédentaire, à son manque d'exercice à l'air libre, à sa position très-souvent assise. L'utérus est la plupart du temps, chez elle, une cause certaine de cette maladie parfois très-pénible ; comment en serait-il autrement ? Cet organe, placé entre la vessie

et le rectum, est lourd, très-lourd, surtout pendant la grossesse ; il ne peut
que presser, comprimer mécaniquement
le rectum et gêner ainsi la progression
et l'expulsion des matières fécales ; s'il
est déplacé, s'il a dévié de sa position
naturelle, s'il s'abaisse, s'il s'enflamme,
s'il est entouré d'engorgements, le rectum ne peut échapper à toutes ces maladies, à tous les changements morbides
de son voisin ; ses parois devenant
flasques, ne se contractent plus qu'avec
efforts et souvent ces efforts restent
impuissants.

Je ne parlerai point ici des causes
produites par un corps étranger ; il est
évident que si un obstacle sérieux s'op-
pose à la descente des matières, ce n'est
pas l'eau de Vichy qui le fera disparaitre, à moins qu'il ne se soit développé
dans l'intestin ou ne provienne des

voies biliaires ou urinaires sous forme de calculs, de sables, de graviers.

Pour bien se porter, il ne faudrait aller à la selle qu'une fois par jour et à une heure régulière ; cependant on voit certaines personnes n'y aller que tous les trois, quatre, cinq, six, huit jours et ne pas s'en trouver plus mal ; ce sont là des dispositions particulières, des tempéraments à part ; à la longue, ces individualités ont toujours à souffrir de l'état anormal où elles se trouvent.

Les matières très-abondantes ne peuvent être toutes digérées ; il en résulte qu'une forte quantité de résidus reste dans les voies intestinales et les embarrasse, surtout si ces résidus proviennent de viandes noires ; l'excès de nourriture végétal produit le contraire.

S'il y a, d'un autre côté, insuffisance de matières, les contractions intestinales manquent ; elles ne peuvent s'exercer sur une masse trop faible et restent inactives, de sorte que le peu d'aliments ingérés reste en dépôt, en permanence dans le tube digestif, et occasionne la constipation.

Le manque de bile, de suc gastrique, pancréatique, intestinal, de mucus qui ont la propriété d'aider le bol alimentaire dans sa descente à l'anus, modifie aussi les contractions de l'intestin ; ses parois deviennent secs, le glissement est moins facile et les matières intestinales se durcissent, se dessèchent ; de là constipation sérieuse.

Le lavement lui-même, trop répété, est cause fréquente de constipation ; cette remarque va étonner plus d'un de mes lecteurs, mais l'expérience est faite : le rectum alors perd son excitabilité ; la stimulation produite par le contact des liquides ingérés par l'anus, devient incapable d'amener la contractilité et dès qu'on cesse l'emploi du lavement, il survient la constipation ; le ventre se montre volumineux sur toute l'étendue du gros intestin, du Colon ascendant, transverse, descendant.

L'inertie de l'intestin, la paralysie, l'hystérie, la gastralgie, toutes les inflammations de l'intestin, les maladies du rectum, les affections de l'anus, sont encore des causes assurées de constipation.

Symptômes

C'est à l'insu des malades, peu à peu, que la constipation débute ; une fois déclarée, reconnue, elle persiste généralement longtemps, même pendant toute la vie, mais, le plus souvent, elle n'est que passagère. Si la maladie est longue, les malades sont maigres, ont un médiocre appétit, une digestion difficile, un caractère irritable : ils éprouvent une céphalalgie opiniâtre, des bouffées de chaleur au visage, des étourdissements, une tendance au sommeil après le repas ; le travail intellectuel devient difficile, enfin les borborygmes apparaissent, ainsi que le besoin d'aller à la selle, et la pesanteur sur le périné ; on rencontre des tumeurs arrondies, allongées, globuleuses dans la portion du gros intestin, chez quelques-uns près du nombril, mais plus souvent dans le cœcum, dans le rectum, dans l'S iliaque ; il y a matité sur l'abdomen ; alors les urines sont rouges, l'haleine est fétide ; il survient des nausées, le hoquet, des éructations, des vomissements, de l'insensibilité du pouls, de l'agitation, du délire, du refroidissement aux extrémités, de la sécheresse à la peau, l'altération de la face. Le médecin doit alors intervenir forcément et agir selon la nature du sujet. En général, le malade constipé à ce point fait des efforts inouïs pour l'expulsion des matières et ne rend que quelques fragments durs, noirâtres, secs, déchirant la muqueuse de l'anus ; c'est un supplice qui peut durer long-temps au water-closet. Le patient devra alors malaxer le pourtour du sphincter, écraser, autant que possible, avec le doigt, la masse indurée qui ne peut sortir et même enfoncer l'index, le plus haut possible, dans le rectum afin de triturer et d'extraire ce qu'il peut atteindre ; une fois le *bouchon* sorti , comme disent les malades , un grand soulagement s'opère.

L'hypochondrie souvent dépend de l'aggravation incessante de ce mal.

A la suite de cas prolongé, grave, il peut y avoir jaunisse, accidents fébriles , soif intense, langue recouverte d'enduits jaunâtres ; l'estomac est refoulé, en haut, par les gaz ; il y a ballonnement, tension, augmentation du volume de l'abdomen. De là proviennent, surtout, des maux de tête, des congestions cérébrales, des leuchorées chez la femme, des fissures, des déchirures de la muqueuse de l'anus, des étranglements, des tumeurs hémor-rhoïdales, des palpitations de cœur, du gonflement dans les membres inférieurs, des hernies, suite de l'effort violent et prolongé, des rétentions d'urine.

TRAITEMENT DE LA CONSTIPATION

—

Ce qu'il faut faire

Si la maladie est temporaire, suppor·
table, avec un état de santé relatif, on
usera de quelques laxatifs, ce qui suffit
pour se débarrasser des légers symptômes que l'on éprouve; si elle se prolonge, le médecin examinera les habitudes du malade, cherchera la cause et,
alors, ordonnera, suivant son jugement,
l'exercice, surtout à pied, l'usage des
fruits de la saison, des végétaux verts,

des boissons rafraîchissantes et acidules ;
si tout cela ne suffit pas, il faut en venir
aux purgatifs plus ou moins énergiques,
aux lavements laxatifs, et surtout à
l'usage du doigt, comme je l'ai dit plus
haut ; si le bouchon n'est attiré que par
fragments, des injections dans le rectum
expulseront le reste et, alors, sortiront
des matières molles en quantité souvent
considérable ; on continuera les lavements laxatifs pour empêcher la repro-
duction de l'accumulation ; ces lavements
seront au sel de cuisine (une cuillerée à
bouche dans un verre d'eau) ou mélangés
à deux cuillerées d'huile de ricin délayée avec deux cuillerées de miel.

Le Constipé prendra, comme aliments,
des potages à la purée de parmentières,
de lentilles, de carottes, de potiron,
d'oseille, d'épinards, de farine de maïs ;
les potages préparés au maigre, au lait,

sont excellents. Il ne faut manger que des viandes blanches, celles d'animaux très-jeunes, veau, agneau, poulets. On choisira les poissons de facile digestion.

Les légumes sont parfaits : pois verts, haricots verts, asperges, artichauts, carottes nouvelles, laitue, chicorée cuite. Les fruits sont recommandés, tels que cerises, fraises, framboises, pommes, poires, abricots, pêches, raisins, prunes, pruneaux, groseilles ; le pain de seigle ou de son est préférable, si l'estomac et l'intestin le digèrent.

Le malade préférera la station debout à la station assise ; pendant les occupations sédentaires, il préférera encore les sièges en paille, en cannes tressées, ou au moins en cuir, aux sièges en velours ou à toute autre étoffe occasionnant la chaleur et l'arrêt vermiculaire des fibres musculaires de l'intestin.

A Vichy, le buveur d'eau constipé suivra religieusement, à table, les recommandations détaillées plus haut et à la page suivante; si l'affection persiste, il aura recours, chaque jour, aux douches ascendantes: une canule, placée dans chaque établissement, percée d'un seul orifice, est introduite dans le rectum alors que le malade est assis sur le siège d'une cuvette à bascule; cette canule projette, aussi haut que faire se peut, l'eau froide, tiède, médicamenteuse, suivant l'ordonnance du médecin, préparée contre la constipation ; il en résulte toujours un grand soulagement.

L'eau de la fontaine de l'Hôpital sera très-bonne, mais prise avec modération, à petites doses, comme toutes les Eaux de Vichy. Il y a ici en abondance les Eaux de Pullna, d'Hunyadi-Janos, de Rubina, etc., et si le buveur est pris de constipation au milieu de sa cure, ce qui arrive souvent, son médecin lui indiquera vite le laxatif léger qu'il devra mélanger à son verre d'eau près de la fontaine à laquelle il est adressé.

Ce qu'il faut éviter

Il est défendu de manger trop souvent, et en trop grande quantité, des œufs, du bœuf, du mouton, du porc, de la dinde, du canard, de l'oie, du gibier à viande noire, de la charcuterie. Il ne faut pas de poissons salés, lourds, indigestes ; pas de riz, de champignons, de truffes, de châtaignes, d'amandes, de noix, d'olives ; pas de hachis, de ragoûts, de gratins, de fritures, de beignets ; pas d'épices,

telles que poivre, moutarde ; pas d'assaisonnements âcres, trop corsés, etc.

On évitera de reculer la visite à la
garde-robe ; il faut y aller au moins une
fois par jour. Le Constipé fera des efforts
puissants pendant quinze jours, le matin,
à la même heure, et bientôt tout arrivera
à bon port ; l'habitude sera prise, le
besoin même se fera sentir ; il y aura
triomphe, obstacle vaincu.

Dyssenterie chronique

—

Définition

C'est une phlégmasie intestinale, dont les symptômes principaux consistent en fréquentes évacuations muqueuses ou puriformes, souvent mêlées de sang, avec tranchées et sensation d'ardeur dans tout le trajet du Colon ou gros intestin.

Division

Cette affection se divise en dyssenterie fébrile et en dyssenterie non fébrile, en dyssenterie aiguë et en dyssenterie chronique; nous ne nous occuperons ici que de la dyssenterie chronique, la seule qui soit guérissable par les eaux de Vichy; elle est presque toujours la continuité de la dyssenterie aiguë, fébrile; il est rare de rencontrer une dyssenterie primitivement chronique.

Causes

La Dyssenterie se manifeste sous toutes les latitudes, dans tous les climats, dans toutes les saisons; elle n'épargne ni âge, ni sexe, ni conditions de santé; il est impossible de lui assigner une cause première bien déterminée (Dr Orsanam). Cependant les individus dont la constitution est plus ou moins détériorée, qui suivent un régime irritant, qui font souvent des excès, ceux qui habitent les pays très-chauds ou très-humides, les lieux marécageux, bas, d'où montent des exhalaisons miasmatiques, sont plus sujets que les autres à contracter cette maladie. Sous un ciel tempéré, dans les lieux reconnus salubres, il faut ajouter aux causes ordinaires, aux irritants, aux excès, les passions tristes et l'aspiration de matières putrides, en assistant à une exhumation faite sans précaution, ou à l'ouverture de fosses d'aisances. L'usage immodéré des fruits verts, des légumes verts, une nourriture insuffisante prédisposent beaucoup à cette affection.

Symptômes

La dyssenterie chronique n'est pas, comme la dyssenterie aiguë, épidémique,

contagieuse ; elle a un caractère de bé-
nignité, mais une tendance à résister
longtemps ; chez elle, on observe des
coliques, quelques tortillements dans le
ventre, des douleurs dans le trajet des
Colons, souvent des besoins pressants
d'aller à la garde-robe, à intervalles ordinairement courts. Le malade éprouve
des éprintes dans le siège, du ténesme,
de la cuisson dans le bassin, à l'anus.

Les matières rendues contiennent des
portions d'aliments mal digérés ; souvent
ce n'est qu'un mucus sanguinolent, visqueux, spumeux, où l'on trouve, parfois,
des débris pseudo-membraneux (fausses
membranes) qui peuvent être une sépa-
ration d'une portion détachée de la
muqueuse (Dr Cambay). Le malade dit
alors à son médecin qu'il rend des
morceaux de boyaux ; c'est ce que m'é-
crivait une paysanne Bourbonnaise at-

teinte de Gastrite, d'Entérite flatulente et de dyssenterie chronique. Cette malade est partie de Vichy parfaitement guérie, après une deuxième saison, à la fin de septembre 1880.

Une autre malade, vieille malade, vieille dyssentérique, avait une expression de langueur, de la maigreur, de la pâleur à la face, de la sécheresse à la peau, de la sensibilité au froid qu'elle éprouvait surtout aux extrémités supérieures et inférieures. Elle se croyait perdue avec ses selles continues, ses défaillances, ses parcelles d'intestins ; elle prétendait les expulser tous les jours ; je la regardais, moi-même, comme désespérée. D'après mes avis, elle vint me consulter à Vichy, et elle s'en retourna pleine de santé et de vie.

Ces deux faits, sur mille autres que je pourrais citer, prouvent que l'eau alcaline de Vichy est excellente pu   es dyssenteries chroniques, les diarrhées chroniques. On ne saurait trop se péné· trer de cette idée, la populariser ; on rendrait un grand service à une multi- tude de gens qui souffrent, s'affaiblissent et meurent, à la longue, de ces maladies.

La cause de cette affection est l'ulcé- ration qui affecte les membranes des intestins, surtout la muqueuse ; l'ulcère est bleuâtre, ardoisé, couvert de pus plus ou moins séreux ; les escoriations superficielles sont suivies d'infiltration sanguine des tissus sous-muqueux ; on aperçoit, même à l'œil nu, une multitude de petits orifices ulcérés, dans la mem- brane muqueuse, au-dessous de laquelle le tissu cellulaire est entré en supura- tion. Les lésions ne sont jamais aussi graves que dans la fièvre typhoïde, où les plaques de Payer sont souvent tellement profondes qu'il y a perforation de l'intestin, péritonite, hémorrhagie, mort rapide.

TRAITEMENT

Ce qu'il faut faire

Il faut suivre un régime sévère, prendre des bouillons, des potages au riz, au lait, au salep, des œufs, du poisson même salé, des viandes noires, du gibier à viande noire, de la charcuterie, des châtaignes, des truffes, des amandes, des noix, des olives, des hachis, des ragoûts, du gratin, des fritures, des beignets, des épices, comme poivre, moutarde, du bœuf, du mouton, du porc, de la dinde, de l'oie. Le malade ne craindra pas la position assise, il préférera les sièges chauds.

Ce qu'il faut éviter

Le Dyssentérique ne prendra *pas trop* d'aliments substantiels à la fois; il évitera un régime irritant, les excès, les pays très-chauds ou très-humides, les marécages, l'aspiration de matières putrides, les fruits verts, les légumes verts, les boissons rafraîchissantes, acidulées, les potages à la purée, les carottes, le potiron, l'asperge, l'épinard, le pain de seigle, etc.

Entérite chronique

—

Définition

Cette maladie consiste dans l'inflammation de la membrane muqueuse de l'intestin, du canal intestinal, comme la Gastrite consiste en une irritation, plus ou moins vive, de la membrane muqueuse de l'estomac, de la poche, de la cornemuse stomacale. Je ne dirai rien, en particulier, de la *Duodénite*, inflammation du duodenum; de l'Iléite, inflammation du petit intestin, de la Typhlite, inflammation du cœcum, de la Colite, inflammation des Colons, du gros intes-tin ; je préfère traiter, en peu de mots, du tube digestif en général. La différence, de ces multiples affections, réside surtout dans les parties constitutives du tube intestinal, dans des endroits séparés par l'anatomie ; mais comme ces maladies se ressemblent beaucoup, au point de vue médical, je m'éloignerais trop de mon but, qui est d'être aussi succinct que possible.

Causes

Parmi les causes, nous trouvons l'action directe des substances âcres, l'abus des liqueurs alcooliques, les écarts de régime, l'usage des aliments de mauvaise qualité, la faiblesse, la détérioration de la constitution, la débilité. Ces causes ont été déjà relatées à propos de la Gastrite, ce qui démontre l'analogie de ces deux affections.

Symptômes

Dans cette maladie, la diarrhée est souvent abondante; à l'ombilic, il y a douleur, sensation de chaleur ou de cuisson provoquée par la pression; ces phénomènes peuvent se continuer dans toute l'étendue du ventre, suivre toutes les parties des intestins, pour aboutir à l'anus, au bassin, et exciter le besoin d'aller à la selle quatre, cinq, trente fois dans les vingt-quatre heures ; c'est presque de la dyssenterie. La fièvre ne se fait pas sentir ; en revanche, on remarque souvent de la céphalalgie, des nausées, la perte de l'appétit ; la langue devient blanche, mais non chargée ; la soif est assez prononcée.

Le repas fini, lorsque les aliments sont descendus dans l'intestin, le malade éprouve une sensation douloureuse, analogue à de la chaleur, à de la brûlure, d'autant plus pénible que les aliments sont plus excitants, que les mets sont plus épicés, que les boissons sont plus alcooliques ; on entend alors les borborygmes ; on perçoit la marche des gaz en tous sens, et le ventre se gonfle, se ballonn

Régime

Le malade prendra des tisanes mucilagineuses, de l'eau de riz édulcorée,
des panades légères, des bouillons de
viandes blanches, des vins de Bordeaux
ou de Malaga.

Il évitera les chagrins, les émotions
vives, les travaux intellectuels prolongés,
les alcools, les boissons glacées, lorsque
le corps est en sueur, même en dehors
de ce dernier cas.

Diarrhée chronique

On confond, sous le nom vulgaire de diarrhée, des affections diverses, qui n'ont de commun que la fréquence et la liquidité des déjections alvines. La diarrhée n'est, le plus souvent, qu'un symptôme de l'Entérite ou d'un accroissement anormal des sécrétions de la membrane muqueuse, avec ou sans coliques. Cette affection ne peut être traitée *spécialement* à Vichy; elle s'englobe dans toutes les maladies du tube intestinal; on la retrouve dans la Dyssenterie chronique, dans la Tympanite, dans les Coliques, dans l'Entérite, etc.; c'est une compagne fidèle de toutes ces affections intestinales; elle ne demande pas un traitement à part; nous n'en ferons pas une maladie distincte. L'hygiène, les recommandations indiquées contre les autres indispositions du tube digestif intestinal, surtout au chapitre intitulé: Dyssenterie, doivent suffire amplement.

Coliques de l'Intestin et de l'Estomac

ou mieux du Tube digestif

D'après l'étymologie, ce titre doit signifier inflammation de l'intestin Colon ; cependant on désigne sous cette dénomination non seulement les douleurs qui ont leur siège dans les intestins, mais même celles qui affectent les autres organes. L'estomac, cette grande poche du tube digestif, composée des mêmes tuniques que l'intestin, sujette presqu'aux mêmes causes de détérioration, au même travail de digestion et d'absorption, doit forcément entrer dans le cadre abrégé, restreint, que nous embrassons ici.

En traitant des maladies de l'estomac, à chaque instant, les mots douleurs, crampes, tortillements, gaz, flatulence, borborygmes, etc., se sont trouvés sous ma plume ; il doit en être de même pour les maladies de l'intestin, sauf les différences de la position des organes du travail digestif. Chacun de ces deux organes a sa tâche distincte, il est vrai, mais il n'en est pas moins certain qu'une foule de maladies leur sont communes. A côté de la gastrite, l'entérite ; à côté de la gastralgie, l'entéralgie ; à côté de l'indigestion gastrique, l'indigestion intestinale ; à côté de la flatulence stomacale, la flatulence intestinale, etc., etc.

Dans tous ces cas, il y a douleurs sourdes, aiguës, plus ou moins lancinantes, revenant, en général, par accès, et accompagnées de pincements, de tortillements qui vont en progressant peu à peu.

Dans l'indigestion intestinale, en particulier, on distingue les sensations de gêne, de pesanteur, de chaleur à l'abdomen, de douleur, lorsque les matières, non digérées, arrivent dans l'intestin.

Si le gros intestin est enflammé, les coliques accompagnent le trajet des aliments, et il y a tortillements, déplacements de gaz, besoin d'évacuer ; tout cela cesse après ce besoin satisfait, et reparait en présence de nouveaux aliments. Dans la Gastrite, les mêmes phénomènes se font sentir vers la région épigastrique. Dans les deux maladies, souvent la pression exaspère la douleur.

Je ne puis parler ici de la multitude des coliques causées par les métaux, cuivre, plomb, etc., des coliques convul-

sives, spasmodiques, hémorrhoïdales,
menstruelles; des coliques des peintres,
des coliques rouges, etc., etc.; je me
borne aux maladies du tube digestif;
cependant, à Vichy, parmi les Étrangers,
accourus pour se guérir, beaucoup
éprouvent des accès subits de coliques
hépatiques, de coliques néphrétiques;
je me suis occupé des premières dans
mon livre sur les *Maladies du Foie*,
pages 12 et 23; je m'occuperai, en détail,
des coliques néphrétiques, dans un ouvrage nouveau, spécial, relatif aux maladies des reins; ces affections sont
très-fréquentes à Vichy; le bicarbonate
de soude, s'élevant de 4 à 5 grammes par
litre d'eau thermale, ne peut que dissoudre les poussières, les sables, les
calculs, ou au moins les expulser et
empêcher leur reformation; or, les calculs sont les causes de ces terribles

coliques, qui peuvent porter, à juste titre, le nom de coliques de miserere.

Tympanite

Définition

La tympanite est une affection produite par un dégagement extraordinaire de gaz, dans le cours de la digestion intestinale; c'est un gonflement de l'abdomen, causé par l'accumulation de ces gaz dans le canal digestif ; cette affection est ainsi nommée, parce que le ventre ballonné, gonflé, donne, à la percussion des doigts, le son du tambour. Le tube digestif contient naturellement une certaine quantité de gaz, qui semblent destinés à favoriser le cours des matières alimentaires ; si ces gaz se trouvent en trop grande abondance, s'ils ne peuvent sortir ni par la bouche ni par l'anus, ils causent divers accidents, ou tout au moins, certaines incommodités, que le Docteur doit prévoir et combattre.

Ces gaz peuvent provenir de l'introduction de l'air dans l'estomac pendant la respiration, et surtout, pendant la déglutition de la salive et des aliments ; des fluides élastiques sont, en outre, produits pendant l'acte même de la digestion, soit qu'ils proviennent d'une certaine altération subie par les aliments, soit, plutôt, qu'ils dépendent d'une exhalation de la membrane muqueuse. C'est ce qu'on voit, par exemple, dans beaucoup d'indigestions, et chez un grand nombre de malades, qui ont seulement des digestions difficiles, qui se nourrissent de farineux, ou qui abusent d'aliments peu nourrissants ou relâchants, tels que les substances mucilagineuses, la gélatine et les viandes de jeunes animaux. On a vu le même accident se produire quelquefois chez les individus qui vivent de substances indigestes ou peu alibiles.

La production des gaz se fait indépendamment de tout état inflammatoire ou congestif de la membrane muqueuse.

Lorsque les gaz sont dans cet organe, en grande quantité, ils occupent presque également tout le canal digestif ; cependant, dans la plupart des cas, on les trouve spécialement, et parfois même exclusivement, accumulés dans le cœcum, dans les Colons ascendants et transverses, et dans l'S iliaque. Ils dilatent les organes dans lesquels ils sont accumulés, et leur donnent souvent un volume énorme.

La composition du gaz varie suivant les points des organes digestifs, où on le constate, et suivent l'état général des sujets. Dans l'estomac (Gastrite flatulente), c'est de l'air atmosphérique contenant une plus forte proportion d'acide carbonique; dans l'intestin grêle, le gros intestin, il y a de l'hydrogène sulfuré, mais aucune trace d'oxigène; la proportion d'acide carbonique augmente à mesure qu'on se rapproche du rectum.

Symptômes

La femme est plus sujette à cette maladie que l'homme, surtout si elle est
hystérique, chlorotique, nerveuse. Il y
a, dans cette affection, un état de malaise
à l'intérieur du ventre plutôt que de la
douleur; les malades ont des borborygmes, le ventre tendu, résonnant à la
percussion; l'expulsion des gaz est sui-
vie de soulagement; si c'est par la
bouche, les renvois ont souvent l'odeur
d'œufs pourris, surtout après une indigestion; et alors vient l'éructation, la
régurgitation; si l'expulsion se fait par

l'anus, les gaz ont une odeur plus ou moins fétide. Accumulés dans le tube digestif, ils développent l'abdomen, qui ne change pas de forme dans les différentes positions qu'on lui donne ; à la percussion, il y a résonnement, bruit de tambour, comme je l'ai déjà dit, et s'ils occupent le Colon transverse, l'estomac est comprimé, le diaphragme refoulé en haut, vers la poitrine. Il s'ensuit une grande anxiété, beaucoup de dyspnée, des bâillements, une grande gêne de la respiration, un sentiment de plénitude, de distension, de troubles digestifs, de la constipation. Les pneumatoses intestinales peuvent disparaître rapidement par absorption ; mais si elles persistent, assez longtemps, il peut survenir des cas graves, comme épaississement des parois intestinales, perforation, etc.

TRAITEMENT

Ce qu'il faut faire

Il faut bien mâcher pour exciter l'abondance de la salive ; boire, de préférence,
les vins de Bordeaux et de Bourgogne,
les vieux vins, entretenir la liberté du
ventre, se livrer à un exercice modéré.
Après le diner, le malade prendra quelques boissons aromatiques, comme la
camomille, le thé, le café léger. La flanelle sur tout le corps et sur tout le
ventre est très-utile. Les substances

dites *carminatives*, dont les principales sont : l'angélique, l'anis, l'absinthe, la menthe, la mélisse, la canelle, la cascarille, les écorces d'oranges amères et de citron, la sauge, le romarin, le tout en infusion, sont parfaites ; on peut les prescrire, non-seulement à l'intérieur, mais en fomentations sur le ventre, accompagnées d'une forte concentration de chaleur, ce qui détermine souvent l'expulsion des gaz. Le lavement froid peut donner à l'intestin l'énergie nécessaire pour se débarrasser de son ennemi tapageur.

Ce qu'il faut éviter

Il faut éviter les farineux, les fruits rouges, les boissons fermentées, le vin blanc, surtout les vins mousseux, et généralement, tous les vins nouveaux, la fatigue après le repas, les tensions d'esprit, tout ce qui peut troubler la digestion; après le dîner, les liqueurs sont généralement nuisibles.

Flatuosités intestinales

Définition

Cette maladie consiste en un développement très-considérable de gaz dans la cavité intestinale. Cet état dépend, le plus souvent, de la Gastralgie, de l'Entéralgie, et surtout de la Gastrite flatulente.

Causes

Les causes sont les suites de digestions laborieuses, d'ingestion de substances mauvaises, de l'hystérie, de la chlorose. Fréquemment la cause en est purement nerveuse.

Symptômes

Tantôt les gaz sont expulsés au dehors avec bruit ; tantôt, si l'intestin a des

contractions trop faibles, ils restent en-
fermés dans l'intérieur de cet organe ;
et alors, il en résulte du météorisme, du
ballonnement, des bruits de *glouglou*,
de tempête, que le voisin entend, que le
malade maudit, surtout s'il y a fermentation excessive et formation d'odeurs
repoussantes.

On voit, par ces quelques mots, que
la flatuosité intestinale se confond avec
la tympanite ; il est inutile de répéter
les mêmes observations, les mêmes pré-
ceptes, les mêmes ordonnances, au point
de vue des soins à prendre, de l'hygiène,
de la médication ; ce serait fastidieux ;
je préfère renvoyer le malade au chapitre
précédent, intitulé : Tympanite.

Entéralgie, surtout chronique

—

Définition

C'est une douleur qui a son siège dans la région intestinale. L'Entéralgie est pour l'intestin ce que la Gastralgie est pour l'estomac. Ces deux affections se trouvent souvent ensemble chez le même malade, mais elles peuvent aussi se rencontrer isolément, ce qui est rare.

Le siège seul diffère ; c'est la maladie

de l'estomac transportée aux intestins ;
les causes sont les mêmes. La douleur
est très-variable par son intensité ; elle
occupe principalement, dans l'intestin,
le pourtour de l'ombilic, et peut s'irradier
dans les différentes parties de l'abdomen ;
elle est parfois assez violente pour arra-
cher des cris au malade, et le forcer à
prendre des positions bizarres. La pression la calme souvent, ou bien l'augmente ; contrairement à ce qui arrive
pour la Gastralgie, l'ingestion des aliments ne l'exaspère pas, ordinairement,
d'emblée ; ce n'est que lorsque la bouillie
chyme pénètre dans l'intestin que l'exar-
cerbation devient excessive, et cela se
comprend : l'aliment n'était pas encore
parvenu en cet endroit. La douleur dont
nous venons de parler est vive, délacé-
rante, parfois atroce ; les traits sont plus
ou moins altérés ; les extrémités sont

froides, la peau se couvre de sueur; il y
a quelquefois lipothinies, syncope.

Le pouls reste naturel pendant les
crises, mais souvent il se développe une
quantité considérable de gaz, et alors
l'abdomen se gonfle et présente les
symptômes de la tympanite; on constate
des borborygmes, une sensation incom·
mode de plénitude; l'évacuation des gaz,
par le rectum, soulage. Si l'Entéralgie
est chronique, elle peut persister des
années entières avec des rémissions plus
ou moins longues, plus ou moins com-
plètes; il y a, alors, des gonflements
persistants, un malaise habituel, une
constipation opiniâtre ou, après chaque
crise, une excrétion assez abondante de
matières blanches ou jaunâtres, ressem·
blant parfois, pour la forme et la couleur, à du gros vermicelle.

Causes

Les causes de la douleur sont surtout les émotions de l'âme, le travail de la digestion intestinale, l'ingestion d'aliments indigestes, qui produisent beaucoup de gaz; de là les flatuosités incommodes, la tension du ventre, la sonorité.

C'est surtout pendant la crise, l'accès, qu'on observe l'anxiété grande, le froid aux extrémités, la sueur froide sur le corps, la décomposition de la face, le pouls faible, concentré, accéléré. Ces crises ont lieu à la suite d'émotions

vives, après des travaux prolongés, pendant le labeur de la digestion, surtout
intestinale.

TRAITEMENT

Pour le traitement, il est bon de relire
le chapitre intitulé Gastralgie ; il y a
tant d'analogie entre les deux maladies
que le traitement doit être à peu près
semblable.

Pendant l'accès, on aura recours à l'opium, à la morphine à l'intérieur ou en frictions sur le ventre, en compresses ou en lavements.

Si l'Entéralgie est sujette à de fréquentes récidives, on soumettra le malade à un régime sévère, on excluera tous les excitants diffusibles, tous les aliments indigestes et grossiers (voir Gastralgie), tous ceux qui produisent une grande quantité de gaz; la liberté du ventre sera entretenue à l'aide de lavements simples, le ventre sera protégé, contre les variations de température, par une ceinture de flanelle ou une peau de lièvre, de lapin, ou par la dépouille d'autres animaux fourrés, prémunis naturellement, contre l'intempérie des saisons; les fourrures atteindront exactement le même but sur l'économie de l'homme, cet être raisonnable, à qui la nature a laissé le soin de pourvoir, par son industrie, à tant d'infirmités diverses.

DESIDERATUM

Pourquoi Vichy si grand, si connu, Vichy, dont la place incontestée est à la tête des stations balnéaires, ne présenterait-il pas aux 40,000 Étrangers qui viennent, chaque année, lui demander la santé, la guérison, la vie, une salle d'inhalation grandiose, où les maladies des bronches seraient traitées avec un immen : succès ? Nous avons le puits Chomel, entre autres, si utile aux maux de Gorge, au Coryza, à la Bronchite chronique, à la Phthisie commençante, aux Catarrhes chroniques ; pourquoi ne serait-il pas utilisé en grand ? On boit avec plaisir cette eau précieuse ; pourquoi ne la ferait-on pas pénétrer, par l'aspiration, jusqu'au fond des tubes capillaires bronchiques, dans tous les canaux, même infimes, des poumons ? Ne pourrions-nous pas, nous aussi, pulvériser nos eaux, les donner à nos malades, non-seulement, par grands verres, mais à pleine respiration ? Ailleurs, en France et à l'Etranger, il existe de vastes salles, où tout malade, atteint d'angines, de bronchites, vient respirer, à longs traits, en lisant son journal, l'eau pulvérisée, réduite en vapeurs, en brouillards ; établissons, à Vichy, les mêmes appareils, et mieux encore, si faire se peut.

Il ne faut pas que Vichy reste en arrière sur cette méthode, aujourd'hui vulgaire.

On me dira : mais Vichy a ses appareils ; je répondrai : ce qui existe à Vichy n'est pas suffisant ; c'est une image, c'est trop en petit.

Que d'Étrangers, atteints de maladies des voies respiratoires, viendraient avec succès à Vichy, si une salle vaste leur était préparée suivant les progrès de notre temps ! ! !

TABLE DES MATIÈRES

PREMIÈRE PARTIE

MALADIES DE L'ESTOMAC

SECONDE PARTIE

MALADIES DES INTESTINS

Cusset. Imp. J. Arloing et M. Bouchet, suc⁰⁰ de Mᵐᵉ Jourdain